幸「孕」妈妈

完美
孕程40周

王孝忠 ◎主编

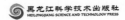

黑龙江科学技术出版社
HEILONGJIANG SCIENCE AND TECHNOLOGY PRESS

图书在版编目（CIP）数据

完美孕程 40 周 / 王孝忠主编 . -- 哈尔滨：黑龙
江科学技术出版社，2018.5
（幸"孕"妈妈）
ISBN 978-7-5388-9584-1

Ⅰ．①完… Ⅱ．①王… Ⅲ．①妊娠期－妇幼保健－基
本知识 Ⅳ．① R715.3

中国版本图书馆 CIP 数据核字（2018）第 050920 号

完 美 孕 程 40 周

WANMEI YUN CHENG 40 ZHOU

作　　者　王孝忠
项目总监　薛方闻
责任编辑　宋秋颖
策　　划　深圳市金版文化发展股份有限公司
封面设计　深圳市金版文化发展股份有限公司
出　　版　黑龙江科学技术出版社
　　　　　地址：哈尔滨市南岗区公安街 70-2 号　邮编：150007
　　　　　电话：（0451）53642106　传真：（0451）53642143
　　　　　网址：www.lkcbs.cn
发　　行　全国新华书店
印　　刷　深圳市雅佳图印刷有限公司
开　　本　685 mm×920 mm　1/16
印　　张　13
字　　数　120 千字
版　　次　2018 年 5 月第 1 版
印　　次　2018 年 5 月第 1 次印刷
书　　号　ISBN 978-7-5388-9584-1
定　　价　39.80 元

前言
PREFACE

　　孕育一个崭新的生命是一件那么美好的事情，同时也是令人刻骨铭心的事情。肚子里孕育了一个新的生命，你便会感受到什么是血脉相连，领悟到什么是十指连心。你心中的母爱，也会随之而生，如同溪水一般，清澈柔和，而又绵延不绝。

　　孩子出生之后，你家里便多了一名成员，不光户口本上多了一个名字，而且你心中多了一份牵挂，眼中也多了一份爱怜。想到自己即将为人父母，你心中是不是既有欣喜，又有焦虑呢？欣喜的是自己快要当妈妈了，焦虑的是自己不知道该如何面对怀孕时出现的各种问题。

　　怀孕，绝对是女人一生中重要的里程碑。未来的近十个月，将是你一生中非常精彩、难忘的经历，你会迎来这一生中最不寻常的变化！在迎接一个新生命降临前，有许多事情需要你去仔细规划和准备，那么，就从现在开始吧！

　　《完美孕程40周》为你的孕期护航，帮助你解决在40周的孕期中可能遇到的各种问题，让你和你的家人能多一些怀孕的欣喜，少一些不必要的焦虑。新的旅程，让我们一起向前走吧！

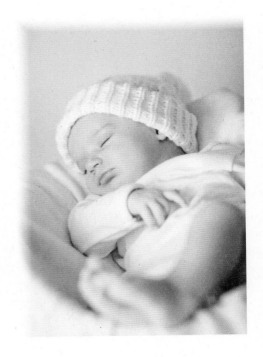

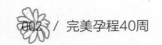

给孕妈妈、准爸爸的小周历

第 1 周
备孕妈妈要照顾好自己的身体。

第 2 周
孕前可以补充叶酸了。

第 3 周
远离对胎宝宝有害的环境。

第 4 周
开始制订胎教计划表了。

第 5 周
有些孕妈妈开始有孕吐反应了，对此孕妈妈无须过分忧心。

第 6 周
宫外孕应早诊断、早发现、早治疗。

第 7 周
准爸爸要多照顾孕妈妈的情绪。

第 8 周
孕妈妈要注意排解不良情绪，积极应对孕早期的妊娠反应。

第 9 周
孕妈妈可以去做第一次比较全面的产前检查了。

第 10 周
孕妈妈需调整心态，积极和身体不适做斗争。

第 11 周
有些化妆品不适合爱美的孕妈妈继续用了。

第 12 周
去做第一次B超检查，能判断孕妈妈的孕周哦。

第13周
早孕反应减弱或消失，孕妈妈要合理摄入营养物质，不偏食。

第14周
上班的孕妈妈要合理安排工作和休息的时间。

第15周
孕妈妈运动前要检查身体，有些孕妈妈不适合做运动。

第16周
带着胎宝宝一起去看看美景。

第17周
感受到胎动了。

第18周
提前做好应对妊娠纹的措施。

第19周
孕5月至孕7月，适合孕妈妈去游泳。

第20周
孕妈妈多做一些伸展运动好处多。

第21周
孕妈妈要继续保持健康的生活方式。

第22周
孕妈妈的体重每周增长0.3 ~ 0.5千克比较适宜。

第23周
孕妈妈要补充足够的营养物质，防治妊娠期贫血。

第24周
准爸爸要多和胎宝宝聊天。

第25周
孕妈妈要以身作则，当胎宝宝最好的老师。

第26周
多胎妊娠的孕妈妈不宜参加运动。

第27周
做一个漂亮的孕妈妈。

第28周
和胎宝宝的互动不能少。

第29周
羊水过多要及早治疗。

第30周
做好乳房护理，为宝宝准备好丰盛的"粮库"。

第31周
孕妈妈要定期进行产前检查，应对早产从预防着手。

第32周
有些上班族孕妈妈可以适时停止工作了。

第33周
孕妈妈要控制体重增长，避免胎儿长得太大。

第34周
准爸爸和孕妈妈一起学习分娩知识。

第35周
做好胎盘功能检查。

第36周
进行胎心监测，警惕胎心传出的危险信号。

第37周
孕妈妈要经常做做利于分娩的产前运动。

第38周
该准备好母婴用品了。

第39周
孕妈妈要做好分娩心理保健，做好迎接小宝贝到来的准备。

第40周
准爸爸在临产前要准备好饮食，为孕妈妈分娩补充热量。

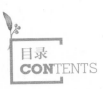

目录
CONTENTS

Part01 孕一月：我的天使来临了

Part02 孕二月：疲惫且快乐的幸福时光

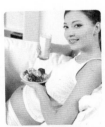

Part03 孕三月：安全度过害喜期

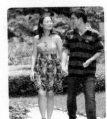

P04 孕四月：腹部微微隆起啦

P05 孕五月：小宝宝动了

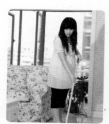

P06 孕六月：我是幸福的孕妈妈

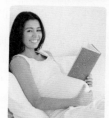

P07 孕七月：幸福的烦恼增多了

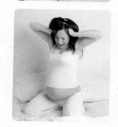

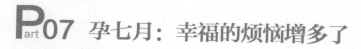

P_{art}08 孕八月：甜蜜的负担又加重啦

P_{art}09 孕九月：胜利的曙光就在眼前

P_{art}10 孕十月：谢谢你光临，我的小宝贝

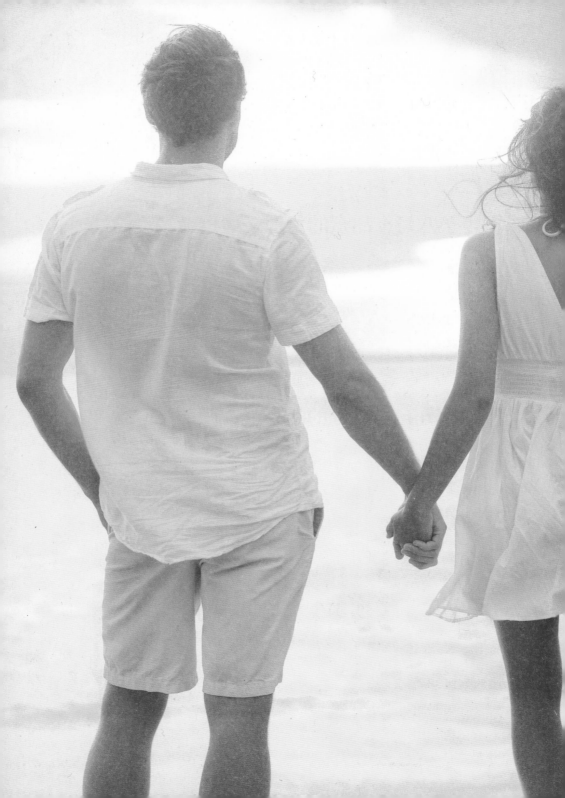

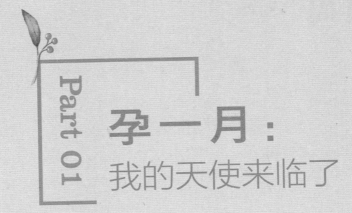

Part 01

孕一月：
我的天使来临了

　　神奇的"生命之吻"后，一颗宝贵的受精卵已经形成。30小时后，分裂成2个细胞，随后分裂成4个、8个……当受精卵到达子宫时，已成为一个小小的球体——桑葚胚。桑葚胚随后会变中空的，并且充满液体，即形成所谓的胚泡。

　　这时期胚胎太小，母体的激素水平较低，一般不会有不舒服的感觉，较敏感的人身体可能会有畏寒、低热及嗜睡的症状，但粗心的孕妈妈会误以为是患了感冒。

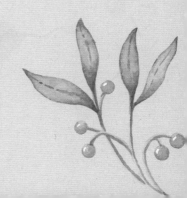

第1周

胎宝宝的奇妙变化

我们通常所说的"十月怀胎"，是从末次月经的第一天开始算的，因此，最开始的1~2周，胎宝宝还不存在，只是以精子和卵子的"前体"状态存在于孕妈妈和准爸爸的身体内。到了第3周，卵子和精子成功结合形成受精卵，再经过分裂，成为桑葚胚，桑葚胚变得中空并充满液体，成为胚泡，胚泡到达子宫内膜。子宫内膜是胎盘的雏形，最后发展成为胎盘。怀孕的第4周，是受精卵着床的关键时期，胎儿的大脑在此时就开始发育了。

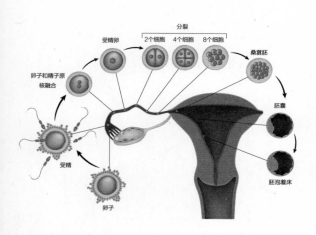

备孕妈妈应该注意的事

在这一周，女性处于经期，为了孕育一个健康的宝宝，从现在开始就要小心谨慎，爱护身体、增强体质。为即将到来的宝宝营造一个安全、舒适的家，是每一位妈妈的责任。

避免受凉

经期女性御寒能力下降，受凉易引发疾病，像月经过少或突然停止。因此要避免淋雨、沾水、用凉水冲脚。

调节精神状态

经期出现的烦躁、郁闷，可以通过适当地参加文体活动转移，但应避免参加剧烈的体育活动、体力劳动，以免过劳。

注意饮食

多吃蔬菜和水果，少吃刺激性食物，以保持大便通畅，避免盆腔充血。由于经期易出现疲劳和嗜睡，情绪波动也大，因此在经期最好不要饮浓茶、咖啡等刺激性饮品。同时，也要少吃冰冷的食物。

保持清洁

一是经期保持卫生巾清洁，购买国家卫生部门允许出售的卫生巾；二是保持外阴清洁，每天清洗外阴，尽量淋浴，不要盆浴，经期如能用温水擦身更好。

营造安全的子宫环境

胎源学说认为，子宫不仅仅是胎儿获取营养的避风港，还是一个教室。在这个小小的天地里，胎儿会学习如何去适应环境，存活下来。胎儿发育的过程，就是不断收集、侦测子宫的环境信息并随之调整自身生长方式的过程。

来自英国南安普顿大学的胎源疾病研究中心的结论提出："母亲子宫的环境，会对胎儿的健康产生永久的影响。"肥胖、冠心病、骨质疏松症、糖尿病和高血压，这些由不良的生活习惯所引发的疾病，都有可能是因为胎儿阶段母亲子宫内的不适宜条件所致。

胎源疾病研究给所有孕妈妈带来的最重要信息，就是一定要在孕期保护好自己的身体，保证充足、平衡的营养和良好的情绪，这样才能为胎儿打造最佳的子宫环境，惠及宝宝的一生。

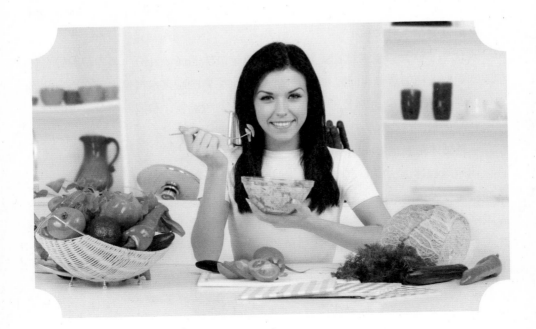

最佳怀孕时机

女性最佳生育年龄

专家建议，女性最佳生育年龄在
24～30岁，最好不要超过35岁。这是因
为女人到了这个阶段，身体已完全发育成
熟，卵子质量高，妊娠并发症少，胎儿发
育好，早产、畸胎等的发生率最低，且分
娩较顺利。此年龄段女性精力充沛，生活
经验也比较丰富，有利于抚养好婴儿。

男性最佳生育年龄

遗传优生学家认为，男子最佳生育
年龄应比妇女的最佳生育年龄晚1～2岁，
即25～31岁。因为在25岁时，男性产生
的精子质量最高，然后能持续5年左右，
在此期间，精子有最强的生命力，可将最
好的基因传给下一代，其中包括智力。

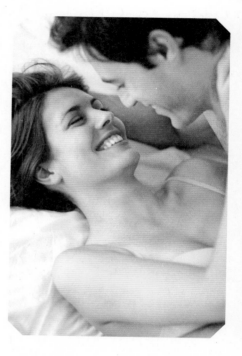

最佳受孕季节

现代医学认为，夏末秋初受孕最佳，8月是最佳的怀孕月份。因为孕妈妈在怀
孕早期需要大量的营养，而夏末秋初时节富含维生素的蔬菜水果供应量充裕，孕妈
妈可以充分摄取营养。而且，此期间天气晴朗、空气清新，孕妈妈可在室外散步，
呼吸新鲜空气，这些对胎儿的大脑发育十分有利。

基础体温测定排卵期

可用基础体温法来测定排卵期，女性排卵前，基础体温一般为36.2～36.5℃。
排卵后，基础体温会猛然上升至高体温段，一般为36.8℃左右。从低体温段向高体
温段移动的几天，视为排卵期，这期间同房容易受孕。还应注意，丈夫在妻子排卵
之前1周要禁欲，以储备足够的精液量和精子数，而且在准备的4周内不宜洗热水
澡，高温会使精子的活性和数量下降，并且双方要避免接触烟酒、药物等。

特殊人群优孕优生建议

高龄女子如何优生

高龄孕妇（通常指35岁以上）通过孕前检查可及早发现问题，及早处理。在计划怀孕前3个月（至少1个月）至孕后3个月，每天补充0.8毫克的叶酸，或以叶酸为主要成分的制剂，则可防止有神经管缺陷的婴儿出生。

随着孕妇年龄的增长，流产会多见。因此，要到正规医院进行常规的产前检查以保证孕妇的孕期安全。另外，在医生的指导下，平衡的膳食、适当的运动将对孕妇有益。

乙肝女性患者怀孕须知

乙肝女性患者是可以生育的，不过，要做好孕前检查，把握好时机。一般认为，如果乙肝患者肝功能检查保持半年以上结果正常，患者身体感觉良好，体力充沛，食欲正常，就能够怀孕。

如果检查结果显示乙肝病毒复制指标（乙肝病毒 e 抗原、乙肝病毒脱氧核糖核酸）为阴性时，备孕女性怀孕会更好。如果备孕女性是乙肝病毒携带者，长期随访检查肝功能系列始终正常，B 超检查不提示肝硬化，也可以考虑怀孕。

偏瘦女子怀孕须知

女性如果身体过瘦，脂肪过少，会造成排卵停止或闭经，体内的球蛋白含量升高，令雌激素失效，从而失去怀孕能力。因此，偏瘦女性应注意调养身体，千万不要为了身材苗条而失去做妈妈的机会。

1. 纠正厌食、挑食、偏食习惯，减少零食的摄入量；停止药物减肥。

2. 检查潜在疾病造成的营养不良，如血液病、心血管病、糖尿病等。检查有无营养不良性疾病；如贫血、缺钙、维生素缺乏等，如有则需治疗相关疾病；如无明显缺乏，则需补充足量的维生素、矿物质。

第2周

🐾 自己检测是否怀孕的方法

想要孩子的女性应该早些了解自己是否已经怀孕，这样可较早对胎儿加以保护，避免有害因素的影响。怀孕后会有一系列生理变化，从以下几方面可以判断自己是不是已经怀孕了。需要说明的是如果怀疑自己怀孕了，应该去医院检测加以证实，排除一些异常情况，切不可仅仅自行诊断。

早孕测试盒，市面上比较常见，备孕妈妈可以在月经没有如期而至的时候买来检测一下是否怀孕。一般有一条标志线，提醒操作是否正确。通常观察测试条窗口内的彩色标志线，结果在几分钟内就会显示出来。如果测试结果是阴性，但自己依旧感觉可能怀孕了，可隔5 ~ 7 天再做一次检测。因为可能刚刚受孕，激素水平不够，尚无法检测出来，或者怀孕的时间比自己估计的要晚一些。如果月经不规律的话，则有可能出现这些情况。

需要注意的是：家用怀孕测试盒有几种类型，有的测试要求将测试条插入尿液中；有的测试要求将尿液倒入一个干净的容器内，然后用试剂盒附带的滴管取几滴尿液，滴入试剂盒椭圆形的窗口上。在使用之前，要仔细阅读说明书，以免弄错，影响结果。

最好检测清晨醒后的第一次尿液，因为此时的尿液浓度高，即使微量的HCG 也可以检测出来。以后的尿液会因喝水及饮食而被稀释，由于怀孕早期的激素含量非常低，所以这种家用测试盒就很难检测出来。

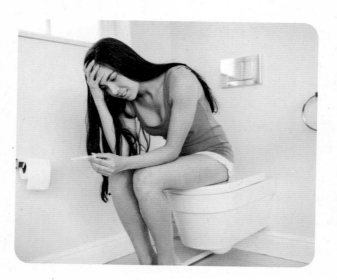

经常接触辐射的孕妈妈需要多吃的食物

长期从事辐射性工作，会令身体因为氧化而产生大量的自由基，进而影响身体的新陈代谢。因此，防辐射最好的办法就是提高身体的抗氧化能力，消灭自由基。孕妈妈经常吃下面的这些食物有助于提高自身的抗氧化能力。

猕猴桃

猕猴桃富含抗氧化活性物质，每天吃1~2个猕猴桃，可以帮助减轻辐射导致的过氧化反应。

番茄

番茄中富含丰富的番茄红素，番茄红素能抵抗自由基，在肌肤表层形成一道天然屏障，有效阻止辐射对肌肤的伤害。番茄红素还能促进血液中胶原蛋白和弹性蛋白的结合，使肌肤充满弹性。

紫菜

紫菜含有强抗氧化剂硒，经常食用能增强机体免疫功能，常吃含硒丰富的紫菜，可提高人体对抗辐射的能力。

绿茶

绿茶含有丰富的茶多酚。茶多酚是抗辐射物质，可减轻各种辐射对人体的不良影响。

大蒜

大蒜含硒较多，并且大蒜的抗氧化作用优于人参。因此，适量吃些大蒜有助于减少辐射损伤。

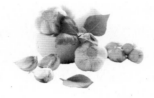

多吃有助于排毒的食物

海带

海带不仅是人体内的"清洁剂"，还是放射性物质的克星，它所含有的海带胶质可促使侵入人体的放射性物质从肠道排除。

绿豆

民间素有"绿豆汤解百毒"之说。研究发现，绿豆含有帮助排泄体内毒物、加速新陈代谢的物质，能有效抵抗各种污染，包括电磁污染。

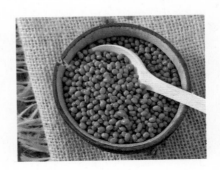

孕前要开始补充叶酸

叶酸是胎儿生长发育中不可缺少的营养素。由于饮食习惯的影响，我国约有30%的育龄女性缺乏叶酸。若不注意孕前与孕期补充叶酸，则有可能会影响胎儿大脑和神经管的发育，造成神经管畸形，严重者可致脊柱裂或无脑畸形儿。

研究发现：女性孕前1～2个月每天补充400微克叶酸，可使胎儿发生兔唇和腭裂的概率降低25%～50%。先天性心脏病患儿出生概率也可降低35.5%。此外，叶酸还可以有效提高孕妈妈的生理功能、提高抵抗力、预防妊娠高血压等。如果之前没有服用叶酸，孕妈妈也不用太着急，从本周开始服用，依然有效哦！叶酸可服用至妊娠结束或怀孕后3个月。

含叶酸的食物很多，下表中所列的食物都含有叶酸，孕妈妈可以通过食用表中所列食物来补充叶酸。不过，由于叶酸是水溶性维生素，在高温、光照条件下均不稳定，食物中的叶酸烹调加工后损失率可达50%～90%，所以，一般从饮食中获得足够的叶酸非常困难，孕妈妈可多摄入添加了丰富叶酸的营养品。

女性所需叶酸的主要来源

蔬菜	莴苣、菠菜、番茄、胡萝卜、花椰菜、油菜、小白菜、扁豆等
水果	橘子、草莓、樱桃、香蕉、柠檬、桃、杨梅、酸枣、山楂、石榴、葡萄等
主食	大麦、小麦胚芽、糙米等
动物食品	动物肝脏、动物肾脏、禽肉及蛋类、牛肉、羊肉等
豆类	黄豆、豆制品等
坚果	核桃、腰果、栗子、松子等

妊娠期需要补充哪些维生素

孕妈妈要适量摄入维生素A

维生素A有促进胎儿生长发育的作用，并能增强母体抵抗感染的能力。妊娠期母体内物质的储存和胎儿机体生长发育都需要维生素A。如果维生素A供应不足，会引起胚胎发育不良，严重不足时，可导致胎儿骨骼和其他器官产生畸形，甚至有流产的危险。

孕妈妈忌缺乏B族维生素

维生素B_1缺乏的孕妈妈除易患脚气病外，还容易疲劳、小腿酸痛、心跳过速等。妇女妊娠期由于代谢旺盛，对维生素B_2的需求量也明显增加。若孕妈妈体内维生素B_2不足或缺乏，可引起或促发孕早期妊娠呕吐及早产儿发生率增加，导致婴儿体重不足，甚至死亡。

妊娠期妇女由于雌激素增加，色氨酸代谢增加，维生素B_6需求量也增加。孕妈妈如果在怀孕5个月时缺乏维生素B_6，就会影响胎儿中枢神经的发育，导致胎儿智力低下。妊娠期维生素B_{12}供给不足，孕妈妈易患巨幼红细胞贫血，新生儿也会患贫血。

孕妈妈要适量摄入维生素C

怀孕期间，胎儿必须从母体中获取大量维生素C来维持胎儿的骨骼与牙齿的正常生长、发育，造血系统的健全和机体抵抗力等。缺乏维生素C的孕妈妈，其胎儿先天畸形发生率虽然未升高，但早产率却会升高。

孕妈妈要适量摄入维生素D

当孕妈妈缺乏维生素D时，可出现骨质软化。最先而且显著的发病部位是骨盆和下肢，逐渐会波及脊柱、胸骨及其他部位，严重者可出现骨盆畸形，由此可影响自然分娩。维生素D缺乏还可使胎儿骨骼钙化以及牙齿萌出受影响，严重者可造成小儿先天性佝偻病。

第3周

学算怀孕周，推算预产期

孕妈妈可能会有疑问，如何确定是哪天怀孕的？通常来说，怀孕要在月经后的14天左右，于是就有受精龄的问题。受精龄是从受精那天开始算起的，即280减去14，共266天，38个孕周。

对月经不准的孕妈妈来说，胎龄往往会和实际的闭经时间不一样，需要结合B超、阴道检查、发现怀孕的时间、早孕反应的时间、胎动的时间等指标来进行科学推断。

孕妈妈该知道的数字

胎儿在母体内生长的时间	40周，即280天
预产期计算方法	末次月经首日加7，月份加9或减3
妊娠反应出现时间	停经40天左右
妊娠反应消失时间	妊娠第12周左右
自觉胎动时间	妊娠16～20周
胎动正常次数	每12小时30～40次，不应低于10次。早、中、晚各测1小时，将测得的胎动次数相加再乘以4
早产发生时间	妊娠28～37周
胎心音正常次数	每分钟120～160次
过期妊娠	超过预产期14天
临产标志	见红、阴道流液、腹痛，每隔5～6分钟子宫收缩1次，每次持续30秒以上
产程时间	初产妇12～16小时，经产妇6～8小时

孕妈妈务必远离的致畸环境和物质

有实验证明，孕3~8周是致畸的敏感期，孕9周以后，敏感性很快下降。若胚胎在3~8周前受到致畸因素影响，易引发中枢神经系统缺陷（大脑发育不全、小儿畸形、脊柱裂、脑积水等）、心脏畸形、肢体畸形、眼部畸形、唇裂等疾病。如果在孕9~12周受损害，易发生耳畸形、腭裂、腹部畸形等疾病。

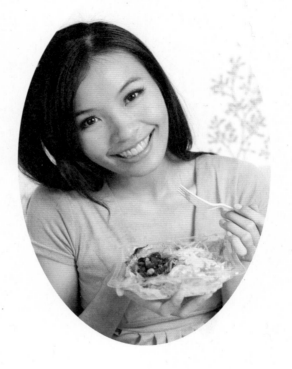

要注意神经系统、生殖系统、骨骼系统在整个胎儿期均持续发育；在器官形成后不良因素还可引起功能障碍。

所以，我们建议孕早期应尽量远离对胎儿不利的因素，注意保护好"成形期"胚胎的正常发育，为生个健康、聪明的宝宝做好第一步。下列不利因素孕妈妈要尽量远离。

酒精：酒精是公认的致畸物。孕期饮酒导致胎儿畸形的概率极高。孕期应禁酒。

烟熏环境：吸烟或被动吸烟都会影响胎儿发育。目前虽未见明显引起胎儿畸形的病例，但造成出生低体重儿、发育迟缓儿极常见。

致畸药物：孕妇在妊娠早期用药不当，容易引发胎儿先天性畸形。因此，孕妈妈一旦生病，应及时去医院治疗，并向主治医师说明自己已经怀孕，在医师指导下进行康复治疗。

精神刺激：要保持愉快、轻松的心情，避免惊恐、高度紧张的情绪，以免对胎儿的生长发育不利。

高温环境：包括发热导致的体温上升和高温作业、桑拿、热水盆浴等导致的体温上升。热度越高，持续越久，致畸性越强。因此，孕早期要注意冷暖，调离高温作业环境，停止洗桑拿和热水盆浴以及泡温泉，并避免接触发热患者，少去空气不洁、人员拥挤的公共场所等，尽量避免患发热性疾病。一旦发热应马上去医院做降温治疗。

有害物质：远离对胎儿有毒、有害的物质，如放射线、农药、铅、汞、镉等物质。

电离辐射：研究结果表明，电离辐射对胎儿来说是看不见的凶手，可严重损害胎儿，甚至会造成畸胎、先天愚型和死胎。所以，接触工业生产放射性物质，从事电离辐射研究、电视机生产以及医疗部门的放射线工作的人员，均应暂时调离工作岗位。

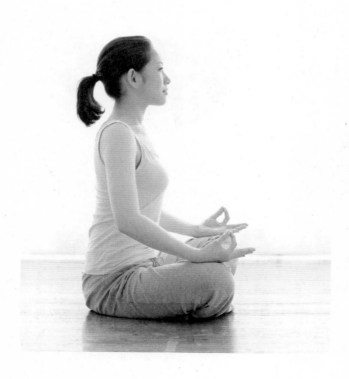

传染病病毒：尤其是某些科室的临床医生、护士，这类人员在传染病流行期间，经常与各种病毒感染的患者密切接触，而这些病毒（主要是风疹病毒、流感病毒、巨细胞病毒等）会对胎儿造成严重危害。因此，临床医务人员在计划受孕或早孕阶段若正值病毒性传染病流行期间，最好加强自我保健，严防病毒侵害。

孕妈妈要远离电磁辐射

尽管家电产品产生的电磁波对人类健康会造成很多的不良影响，特别是对孕妈妈的影响更大，但又不能不使用这些为生活带来极大便利的产品，那么，该如何有技巧地避开电磁辐射的伤害呢？

保持安全距离

孕妈妈使用吹风机时不要将吹风机贴近头部，使用烤箱、烤面包机时，应与其保持70厘米以上的距离，与音响、电冰箱、电风扇保持1米以上的距离，与电视机、空调、运作中的微波炉以及电热器保持2米以上的距离。研究显示，手机在拨通、接听瞬间产生的电磁波最强，因此这些时候最好尽量远离人体，待看见有通话显示后再贴近耳边。

减少使用时间

减少使用电器产品的时间，则可减少电磁辐射带来的伤害。一般人使用电脑的时间一天不应超过6小时，每小时需要离开电脑10分钟，孕妈妈和儿童一周使用电脑的时间不应超过2小时。手机每天通话不可超过30分钟。

孕妈妈不宜经常操作电脑

电脑的电磁辐射、噪声及铅污染对人体均可产生不良影响，长期操作电脑的人常会有头昏、头痛、眼睛及肩臂疲劳、食欲下降等反应。

因此，经常接触电脑的女性怀孕后，最好不要再使用电脑，如若调离电脑工作没有太大的可能，则孕妈妈在使用电脑时应与电脑保持一定的距离，并与他人操作的电脑保持两臂以上的距离，操作时，还要特别注意室内应经常开门窗，并在工作1小时后到室外或窗前活动一下，呼吸新鲜空气，这样可以减少电磁波给孕妇带来的危害。

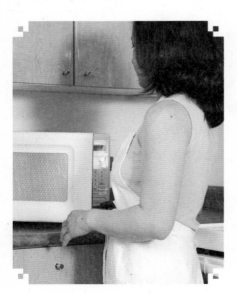

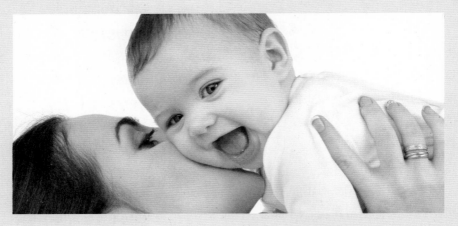

专家连线

为什么要做妊娠准备？

说到妊娠，可能有人会反问：对怀孕这么水到渠成的事情，为什么还要大张旗鼓地准备？就像胎教对孩子能产生影响一样，怀孕前的准备也是对孩子有很大影响的。有研究结果显示，夫妇在健康幸福的状态下发生性关系能够提高女性的高潮率，这种情况下子宫会强烈收缩，健康的精子会比平时更容易进入子宫，怀孕的可能性也就随之增加了。所以，做好妊娠准备是获得幸福的条件之一。

当然，大部分人在日常生活中不可能每时每刻都以幸福的状态生活着，但是我们的"心"是可以调节感情和身体变化的。所以，为了遇见更健康的宝宝，平时应做好充分的准备，这比"临时突击"有效得多。

在胎教中，学习专业知识是最重要的吗？

不是的，散步、轻微的运动、体操等都是胎教的方法。孕妈妈多活动身体可以呼吸新鲜空气，给肚子里的胎儿以一定的刺激，胎儿也会和孕妈妈一起活动，这样可以刺激胎儿的大脑，而且不只是胎儿的大脑，胎儿的手和脚都会得到一定的刺激，有助于胎儿的发育。

不孕治疗会对孕妇和胎儿产生影响吗？

经过长时间的不孕治疗后，妊娠成功的女性有时会担心那些不孕治疗会对孕妇和胎儿有不利的影响。根据对流产率和妊娠过程的研究显示，这些不孕治疗并不会对孕妇和胎儿有太大的影响。自然受孕的孕妇流产概率是10%~15%，而接受过不孕治疗后受孕的孕妇流产率比自然受孕的孕妇高一些，20%左右，所以接受不孕治疗且受孕成功后不需要太担心。大部分流产都发生在怀孕初期，怀孕满16周后，只要按照医生的指示多加小心和注意，一般情况下可以避免意外的发生。

近视会遗传吗？

近视具有遗传性。有调查统计显示，凡是家中父母双方患有近视者，其子女患近视的百分比明显高于其他家系。父母一方患近视者，子女患近视率居中。父母没有近视者，子女发病率最低。如果父母是高度近视（大于600度以上），则遗传率会更高。

虽然目前还没有有效的方法避免近视遗传给后代，但近视是可以预防的。形成近视的主要原因可分为三类：一是遗传原因所致。二是出生时体重过低（早产儿）。三是不注意用眼卫生。

出生时体重过低（早产儿）患近视的概率很高。早产儿多是由于孕妈妈营养不良所致，或是受到病毒感染，或孕妇有吸烟、饮酒的恶习，甚至在怀孕晚期时过性生活或疲劳过度都会引起早产。所以在整个孕期，孕妈妈都要注意保养，因为这会直接关系着胎儿的生长发育，对预防孩子的近视也很有帮助。

另外，无论孩子是否遗传了近视，父母都应该引导孩子正确用眼，防止原本没有近视的孩子发生近视，即使孩子遗传了近视，也能减缓症状的恶化。

第4周

👣 日常生活指南

◗ 怎样记录妊娠日记

十月怀胎是否正常，分娩能否顺利，关系到日后小生命和母亲是否能够安全与健康。因此在整个妊娠期间，如能将有关事项及时记载下来，则是一份宝贵的档案资料。

写妊娠日记可以帮助孕妈妈掌握孕期活动及变化，帮助医务人员了解孕妈妈在妊娠期间的生理及病理状态，为及时处理异常情况提供依据，可以减少因记忆错误而造成病

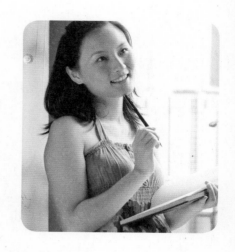

史叙述不准确及医务人员处置失误。妊娠日记内容要简明确切，下列重要内容切不可遗漏。

1.末次月经日期。医生根据该日期可以大致判断预产期。

2.早孕反应何时开始、何时消失，以及反应程度。

3.第一次胎动的日期与以后每日的胎动次数。

4.孕期出血情况，记录出血量和持续时间。

5.若孕期患病，应加以记录，包括疾病的起始日期、主要症状和用药品种、剂量、天数、不良反应等内容。

6.有无接触有毒、有害物质，放射线。

7.重要化验及特殊检查结果，如血尿常规、血型、肝功能、B超等。

◗ 孕妈妈应尽量少用复印机

孕妈妈如果长时间地与复印机接触，就会感到头痛、头晕，过敏体质的孕妈妈还会咳嗽、哮喘等。这是由于复印机的静电作用，会使空气中产生臭氧，而且复印机在启动时还会释放一种有毒气体，这样就会使孕妈妈出现一些不适症状。因此，孕妈妈应尽量减少与复印机打交道，多食用一些富含维生素E的食物。

孕妈妈不宜多吃什么

孕妈妈不宜多吃酸性食品

判断食物的酸碱性是根据食物进入人体后所生成的最终代谢物的酸碱性而定的。蛋白质、脂肪、糖类食物，含氮、硫、磷等非金属元素较多，在人体内氧化后，生成带有阴离子的酸根，属于酸性食物，如各类畜禽肉、蛋类、海产品、大米、花生、大麦、啤酒等。

研究发现，妊娠早期的胎儿酸度低，母体摄入的酸性药物或其他酸性物质容易大量聚集在胎儿组织中，影响胚胎细胞的正常分裂增殖与生长发育，并易诱发遗传物质突变，导致胎儿畸形。同时，大量的酸性食物会使体内碱度下降，孕妈妈长时间食用酸性物质，容易疲乏、无力，甚至引起某些疾病。

因此，孕妈妈在妊娠的最初半个月，不宜服用酸性药物、饮用酸性饮料等。

孕期慎吃辛辣调味品

辛辣调味品主要是指姜、蒜、辣椒、芥末、咖喱粉等。怀孕的时候必须严格地控制食盐的摄取量，可以在食物中添加一些作料，但是绝对不能吃得过量。尤其是有妊娠毒血症倾向的孕妈妈，最好是避免吃刺激性的食物及调味品。

孕妈妈不宜多吃水果

水果中90％是水分，此外还含有果糖、葡萄糖、蔗糖和维生素。果糖和葡萄糖经代谢还可转化为中性脂肪，不但会促使体重迅速增加，而且易引起高脂血症。所以主张孕妈妈每天水果食用量不应超过800克，而且在饭后1小时后吃不至于影响食欲。

孕妇忌食薏米和马齿苋

薏米是一种药食同源的食物，中医认为其质滑利。药理实验证明，薏米对子宫平滑肌有兴奋作用，可促使子宫收缩，因而有诱发流产的可能。

马齿苋既是中药又可做菜食用，其药性寒凉而滑利。实验证明，马齿苋汁对于子宫也有明显的兴奋作用，能使子宫收缩次数增多、强度增大，易造成流产。

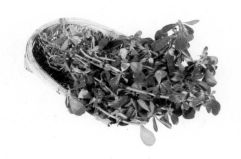

孕早期用药要谨慎

孕早期用药原则

孕期如需服药则要注意以下一些问题。

1.妊娠的前3个月是胎儿的各器官分化、发育、形成阶段，3个月以后，除生殖器官和中枢神经系统进一步发育外，胎儿的多数器官均已形成。因此，在妊娠的前3个月内要尽可能避免用药，但不包括必须的治疗药物。

2.任何药物（包括中药）的使用必须得到医生的同意，并在医生的指导下使用。凡说明书上注有"孕妇忌用"或"孕妇慎用"的中成药皆不宜服用。

3.在孕期必须用药时，应尽可能选择对胎儿无损害或影响最小的药物，病愈或基本痊愈后要及时停药。如因病情和治疗需要而必须长期应用某种药物，而该药又会导致胎儿畸形时，则应果断终止妊娠。

孕妈妈不宜服用的西药

在怀孕期间，孕妈妈难免因生病需要服药。那么有哪些药物可能会导致胎儿畸形呢？下面列举一些特别需要注意的药物：

镇静催眠类药物：巴比妥、安定、利眠宁等药物短期应用较安全，但长期服用可导致胎儿四肢畸形、唇腭裂、心脏病等。

解热镇痛药物：有报道说，妊娠早期如果长期服用阿司匹林，可致胎儿唇腭裂、肾脏畸形、神经系统畸形；消炎药则可致动脉导管过早关闭。

激素类药物：性激素，如己烯雌酚、炔孕酮、炔雌二醇、甲羟孕酮、甲基睾丸素、同化激素等可引起男胎女性化或女胎男性化；肾上腺皮质激素可导致唇腭裂，糖皮质激素在妊娠早期可引起死胎、早产；胰岛素可致胎儿畸形。

美好胎教时光

胎教的意义

胎教能提高胎儿视听分辨能力，受过胎教的孩子认字、听课、唱歌、游戏、与人交往等能力均较强，胎教可以全面开发孩子的智能。为了孩子的幸福，应该进行胎教。

最近，科学研究证实胎教对胎儿的健康成长以及以后的人生发展有重要的影响和推动作用，因此人们对胎教的认知和态度也有了很大的改观，人们对胎教的关心程度逐渐提高。如果错过胎教时机，后果将无法挽回。如果父母的教育观和育儿观出现错误时，可以及时地纠正。但是错过胎教的时机，就只能望洋兴叹了。

孕一月胎教要点

到本时期末，受精卵已经着床，胎宝宝在孕妈妈的体内"安家落户"有2周了。1~4周，保持良好的妊娠状态就是最好的胎教。虽然在此期间孕妈妈基本上没什么感觉，但只要怀孕了，就要特别注意，不能随意用药和进行身体检查，要保持良好的精神状态，戒除吸烟、喝酒、喝浓茶、喝咖啡等习惯，注意营养均衡，作息有规律。

在怀孕初期，必须接受体重、血压、尿液、血液检查。定期进行体重检查不但能发现是否怀有双胞胎，而且有助于其他疾病如尿毒症的诊断。通过血压检查，能发现妊娠中毒症；通过尿液检查能诊断疾病的感染、蛋白质含量和糖分含量。另外，血液检查能诊断血型、B型肝炎或性病感染等。在怀孕初期要避免染发或烫发。

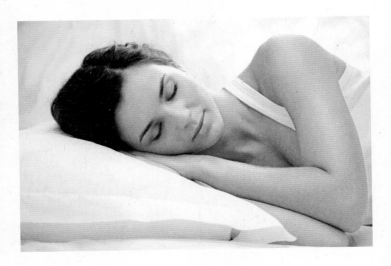

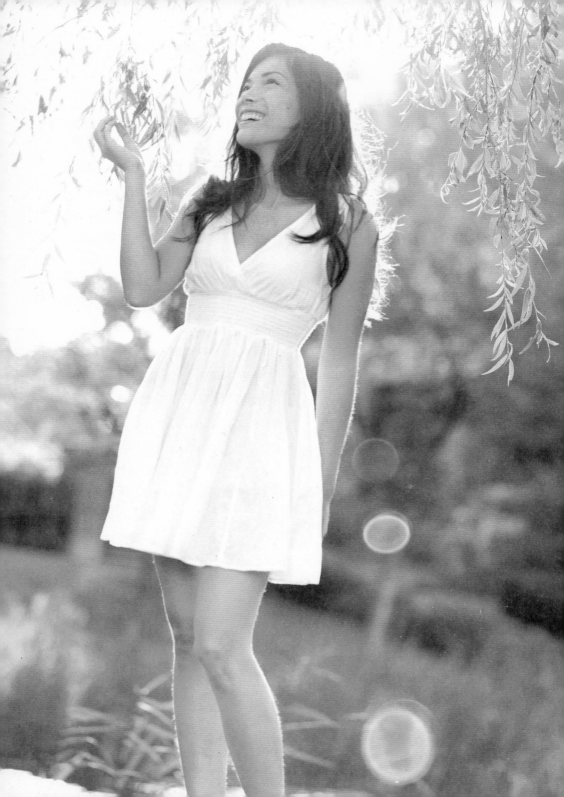

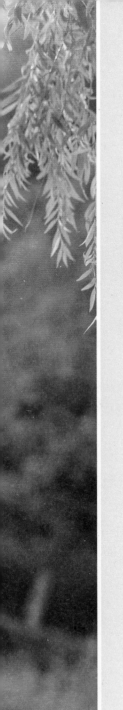

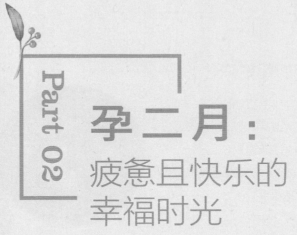

Part 02

孕二月：
疲惫且快乐的
幸福时光

　　在妊娠第2个月里，妊娠反应始终伴随着孕妈妈，孕妈妈会出现身体慵懒发热、食欲下降、恶心呕吐、情绪不稳、心情烦躁、乳房发胀、乳头时有阵痛、乳晕颜色变暗等现象，有些人甚至会出现头晕、鼻出血、心跳加速等症状。这些都是怀孕初期特有的现象，不必过于担心。但有些现象会因为个人的体质或心理因素而有所差异，比如一般人都是食欲不振，但有人却是食欲大增。

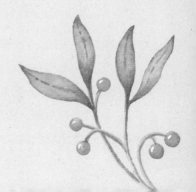

第5周

胎宝宝的奇妙变化

在第5周，胎宝宝的器官开始形成，神经系统和循环系统在这个时期最先开始分化，心脏已经有了雏形，并且开始搏动，每分钟可达60~70次。但此时头部仍直接与躯体相连，手脚几乎看不到，长度约为0.6厘米，极其细小。

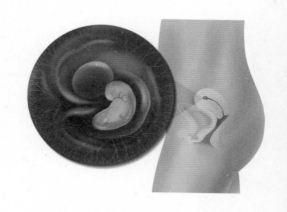

到了第6周，心脏和初级的肾都已经发育，神经管开始连接大脑和脊髓，原肠也开始发育。面部和五官继续在发育，形状更明显了一些。四肢幼芽更加突起，肌肉纤维开始发育。心脏开始有规律地跳动和供血。

从第7周开始，胎宝宝已经开始有了人的雏形，而且可明显地看到头部增大了，与身体的比例有些不协调，看上去就像一个"9"字。此时，胎宝宝的脸、头发、眼皮、舌头、耳朵都在慢慢地发育和形成。

第8周是胎宝宝成长发育比较快速的时期，几乎每天身体都可以增加0.1厘米，而且体内各种复杂的器官都开始发育了，并且逐渐有了明显的特征。到了这周末期，用肉眼也可以分辨出头、身体和手足了。

孕妈妈的变化

和孕前相比，本周孕妈妈体重并没有太大的变化，从外观上看不出已经怀孕了。但是从本周开始，由于雌激素和孕激素的刺激作用，孕妈妈会感到胸胀、乳房变大变软、乳晕颜色加深，时常感到困倦、排尿频繁，清晨起来常觉得恶心、呕吐，同时伴有头晕、食欲不振、厌恶油腻食物等症状。一些孕妈妈由于排便习惯的变化，还会出现便秘或痔疮症状。要想缓解便秘症状，就应该充分地摄取水分。

孕妈妈的饮食与营养

孕二月营养搭配要求

在妊娠的第2个月，有些孕妈妈会因孕吐而吃不下东西，同时担心胎儿会营养不良。妊娠初期胎儿生长缓慢，但母体体重相对增长较快，对营养的要求增高，但不是很高，所以不要勉强自己进食，营养的摄入要结合体重的变化。

孕妈妈在这一时期的饮食营养，主要应以富含维生素B_1、维生素B_6、微量元素锌，以及易于消化、蛋白质丰富的食物为主。

孕妈妈吃鱼好处多

鱼肉中含有的二十碳五烯酸是人体必需的脂肪酸，机体自身是不能合成的。它具有多种药理活性，可以抑制促凝血素A2的产生，使血液黏度下降，使抗凝血酶Ⅲ增加，这些活性都可以起到预防血栓形成的作用。同时，二十碳五烯酸在血管壁上能合成前列腺环素，可使螺旋动脉得以扩张，以便将足够的营养物质输送给胎儿，促进胎儿在母体内的发育。

另外，鱼肉中还含有较多磷、氨基酸，这些物质对胎儿中枢神经系统的发育会起到良好的作用。

一天的饮食安排

◎早餐
主食：莲子大枣粥1小碗，小米面发糕1块（约100克）。
副食：酱牛肉75克，茶叶蛋1个，香蕉2根。

◎午餐
主食：米饭2小碗，或金银小馒头2个（约面粉70克、玉米面30克）。
副食：红焖鲤鱼（鲤鱼约200克），杏仁炝西芹（西芹200克、杏仁30克），排骨冬瓜汤2小碗。餐后水果约150克。

◎晚餐
主食：蔬菜挂面2小碗，或米饭2小碗（量均保持在150克左右）。
副食：虾酱炒豆腐（豆腐100克、虾酱15克），排骨炖白菜（猪排骨50克、白菜150克），小水萝卜汤1小碗（鲜水萝卜80克，香菜、紫菜等各适量）。
餐后可吃1个苹果。

需要谨慎对待夫妻生活

有人认为，孕期性生活会对胎儿造成不利的影响，却又担心孕期禁欲影响夫妻感情。那么怎样过性生活才较安全呢？

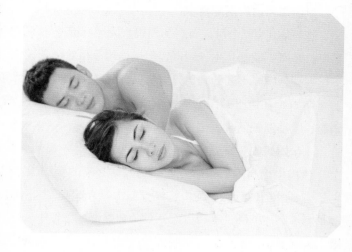

妊娠3个月内：怀孕最初3个月内不宜性交，因为这个时期胎盘还没有完全形成，胎儿处于不稳定状态，最容易引起流产。

妊娠4~6个月：怀孕4个月后，胎盘发育基本完成，流产的危险性也相应降低了，适度的性生活可带来身心的愉悦。但是不能和非孕时完全相同，在次数和方式上都要控制。夫妻可每周性交一次。性交时间不宜过长，并且注意不要直接强烈刺激女性的性器官，动作要轻柔，插入不宜过深，频率不宜太快，每次性交时间以不超过10分钟为度。性交结束后孕妈妈应立即排尿，并洗净外阴，以防引起上行性泌尿系统感染和宫腔内感染。

妊娠晚期：特别是临产前的1个月，即妊娠9个月后，胎儿开始向产道方向下降，孕妈妈子宫颈口放松，倘若这个时期性交，羊水感染的可能性较大，有可能发生羊水外溢（即破水）。同时，孕晚期子宫比较敏感，受到外界直接刺激，有激发子宫加强收缩而诱发早产的可能。所以，在孕晚期要绝对禁止性生活。

孕期性生活最好使用避孕套或体外排精：在孕期过性生活时，最好使用避孕套或体外排精，以精液不入阴道为好。因为精液中的前列腺素被阴道黏膜吸收后，可促使怀孕后的子宫发生强烈收缩，不仅会引起孕妈妈腹痛，还易导致流产、早产。

需要特别提醒的是，有习惯性流产和早产病史的女性、中高龄初产妇或结婚多年才怀孕的女性，为安全起见，整个妊娠期都应禁止性生活。

营造有利于宝宝健康的居住环境

居住环境不仅关系到孕妈妈自身的健康，也影响胎儿的健康生长和智力发育。为了让孕妈妈有一个舒适温馨的家庭环境安度孕期，让腹中的宝宝健康生长和发育，准爸爸应协助孕妈妈，将家居精心布置，做到以下几点。

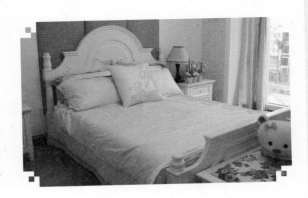

空气清新：空气污染应引起每位孕妈妈的重视。尤其是家庭装修后所散发的气味，会严重地影响孕妈妈和胎儿的健康。因此，注意保持室内空气清新很重要。

温湿度适宜：使室温保持在一个相对恒定的水平，以利于孕妈妈身体健康和胎儿的健康发育。夏季室温以27~28℃为宜，冬季室温以16~18℃为宜，空气湿度为30%~40%。

舒适温馨：居住空间不一定要很大，但尽量为孕妈妈提供宽敞的活动空间，把家装饰得温馨舒适，让生活在其中的孕妈妈天天有个好心情。

色彩轻松：孕妈妈从繁乱的环境中回到宁静优美的房间，内心的烦闷便会很快消除，居室色彩应温柔清新，可采用乳白、淡蓝、淡紫、淡绿等色调，趋于平和、安详，情绪也会逐渐稳定。如果在紧张繁忙、技术要求高的环境中工作，家中不妨用粉红色、橘黄色、黄褐色进行布置。因为这些颜色都会给人一种健康、活泼、发展、悦目、希望的感觉。

第6周

👣 慎防宫外孕

🔷 宫外孕的原因

如果受精卵不在子宫腔中着床，而是在输卵管、卵巢、腹腔或子宫颈等处着床，习惯上称为宫外孕，医学上称为异位妊娠。95%～98%的宫外孕是受精卵在输卵管，也有在卵巢和腹腔的。宫外孕的主要原因是输卵管狭窄或功能不全，导致受精卵不能进入子宫腔，于是就在输卵管等部位着床。

🔷 宫外孕的危害

宫外孕比流产更危险，由于这些部位组织较子宫薄，并且供应的血也差，受精卵发育到一定时候就会发生流产、出血或者破裂，引起母体腹腔内大出血，严重者不仅胎儿保不住，还会威胁孕妈妈的生命。

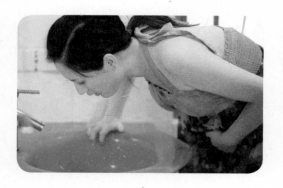

🔷 宫外孕的症状及预防

宫外孕的典型表现是停经、阴道流血、腹痛下坠。如果突然发生一侧腹部剧痛，伴有恶心、呕吐、头晕、出汗、面色苍白、肛门下坠或者有大便感，说明可能有内出血，是危险之兆，应及时就诊，不能延误治疗。

对下列两种情况孕妈妈应该加强注意。

1.在生育期内，出现短暂停经后，下腹部一侧出现不明原因的隐痛或酸胀，应该高度警惕宫外孕的可能。

2.停经后不久，从阴道排出膜样的片状或管状物，应去医院做进一步诊断治疗。

预防宫外孕的关键是：避免输卵管的损伤及感染，做好妇科保健工作，尽量减少盆腔感染等。容易发生宫外孕的妇女，如果确定怀孕，最好在停经后6周内到医院做一次全面的检查。总之，对宫外孕应早期诊断、早期发现、早期治疗，否则会给孕妈妈带来生命危险。确诊宫外孕时要立即住院治疗。

厨房的安全隐患

很多孕妈妈都认为危害只存在于家外面，其实很多时候在家中也隐藏着危险。每天都要使用的厨房，可能正隐藏着不为你所知的危险呢。

孕妈妈慎防煤气中毒

煤气为一氧化碳的俗称，是无色、无味的气体。孕妈妈在孕早期，一氧化碳中毒可影响胎儿生长发育，造成胎儿畸形、流产或胎死宫内，在孕晚期，一氧化碳中毒可造成胎盘早剥、早产、胎儿死亡等。

孕妈妈心脏功能、肾的排泄功能、肝的解毒功能等较平时大大增强，身体的代谢能力几乎达到了极限，而且体内血红蛋白本来就偏低，如果孕妈妈血液中一氧化碳浓度上升，会使本已偏低的血红蛋白和一氧化碳大量结合，使血红蛋白和氧结合的机会大大下降，容易造成供氧不足，发生一氧化碳中毒。所以，孕妈妈使用煤气一定要谨慎，用完后要随手关掉。

油烟危害大

当各种食用油加热到200℃以上时，产生的油烟凝聚物，如氮氧化物等有很强的毒性，还有煤气灶、液化气灶燃烧后生成的致癌物苯并芘。这些有害油烟能够通过孕妈妈的呼吸道进入血液，穿过胎盘，伤害胎宝宝，干扰胎宝宝的正常发育，甚至造成胎宝宝的发育不良。

如何避开油烟

1.安置抽油烟机或排风扇，炒菜时将其打开，让厨房保持良好的通风。

2.尽量多做一些清淡的菜肴，避免爆炒、煎炸时的浓烟滚滚。如果在油热的时候着急下锅，可先将锅具倾斜，让油烟被抽油烟机吸走，

3.待油面波动加剧，油烟减少时，再放入菜，这样烧出来的菜才既有营养又无害。

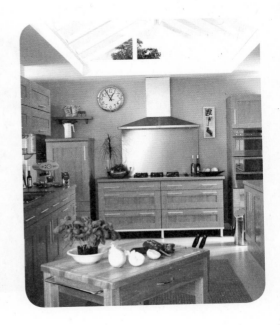

素食孕妈妈的饮食

素食孕妈妈的饮食原则

孕妈妈的营养，不仅要维持自己的需要，还要供给胎儿生长发育，而且要为分娩和哺乳储存一部分养料。所以素食孕妈妈的饮食结构需科学。素食的孕妈妈在孕期要很好地调配自己的膳食，每天坚持吃豆类及豆制品、谷物（包括粗粮）、植物油、各类蔬菜和水果。

热量的摄取：孕期所需的热量可以从素食中摄取，如五谷、马铃薯、红薯等都能提供大量热量。

蛋白质的摄取：豆腐、豆浆等豆制品都富含蛋白质，所以蛋白质主要从豆类食品中摄取。素食妈妈每天都必须食用此类食品。如果不是纯素食主义者，还可以吃鱼、蛋、禽类，这些都能提供优质的蛋白质。

脂肪的摄取：植物性脂肪比动物性脂肪更适合孕妈妈食用。植物油，如花生油、豆油、橄榄油、食用棕榈油等，孕妈妈可从中获得足量脂肪。

钙和铁的摄取：孕妈妈急需的矿物质是钙和铁，这些都可以从素食中摄取。豆类、海带、木耳、牛奶、芝麻酱含有丰富的钙，其中最易于被人体吸收的是牛奶。另外，要适当地晒太阳摄取维生素D以帮助促进钙的吸收。

豆类、木耳、芹菜含铁丰富，但人体对植物中的铁吸收率较低。因此，素食孕妈妈必须注意额外摄取铁元素。为了最大程度地吸收铁，应把含有铁元素的食物与含维生素C丰富的食物搭配食用。如有必要，可在医生的指导下服用铁剂或含钙、维生素D和维生素B_{12}的药物。

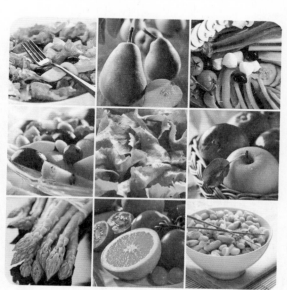

孕妈妈服饰

衣着注意事项

1.孕妈妈不要穿紧身衣，不然会影响腹部的血液循环而使胎儿发育不良；孕妈妈易出现腿部水肿，因此袜口不要太紧，避免使水肿加剧，而且袜子要具有吸汗防滑的特性；鞋帮和鞋底要柔软，并且鞋子要有牢牢支撑身体的宽大后跟，有一点儿坡度反而会减轻孕妈妈身体沉重带来的腰部酸痛及脚跟痛。

2.孕妈妈身体要保暖，如果孕妈妈身体受凉，特别是腰、腹部，会使腹部瘀血导致流产或早产。

孕妈妈内衣的选择

孕妈妈内衣的选择需考虑胸部与腰部的变化，材料应选择易清洗、纯棉质的，可防治因皮肤变得敏感所带来的不适。同时，孕妈妈的分泌物会增多，所以内裤最好用触感与吸水性好的棉质内裤，且能够包住腹部与大腿的，这样可防止因腹部着凉而引起的早产或流产，另外在腹部及大腿处要有松紧束缚。

科学选用乳罩

戴乳罩并不单是为了美观，主要是因为乳罩有支托、稳定、保护乳房的作用。选购时，不仅要注意号码是否合适，还要看乳罩锥形隆起的高度是否与自己乳房的近似高度相适应，圆锥能否容纳乳房。最好选用纯棉的、有软钢托的乳罩，可支持住日益增大的乳房，防止下垂。还可以选择前扣式的，这样便于穿着和产后哺乳。

孕妈妈不宜穿三角形内裤

由于在妊娠期容易出汗，阴道分泌物也会增多，穿三角形紧身内裤不利于透气和吸湿，容易发生妇科炎症。而且穿着此种类型内裤有时会出现着凉现象。

孕妈妈特殊护理

孕妈妈不宜做X线检查

X线是一种波长很短的电磁波，它能透过人体组织，使体液和组织细胞发生物理与生物化学变化，引起不同程度的损伤。不同X线的射线每次对人体照射的量虽然很小，但却很容易损伤人体内的生殖细胞和染色体。

受孕后2~8周，胚胎器官正处于高度分化和形成中，此时，一旦不慎接受X线检查，就有可能使胚胎基因的结构发生变化，或者使染色体发生断裂，从而造成胎儿畸形甚至胎儿死亡。因此，在最初妊娠2个月里要绝对禁止做下腹X线检查。

妊娠3个月以后，胎儿的大多数器官已经基本形成，X线检查对胎儿的危害虽然小了一些，但也会影响胎儿的性腺、牙齿和中枢神经系统的继续发育，使胎儿在子宫内发育缓慢，出生后智力低下。另外，有关专家还指出，早期胎儿被X线照射，还有可能在其10岁以内增加发生恶性肿瘤和白血病的危险。

孕妈妈不宜做CT检查

CT是利用电子计算机技术和横断层投照方式，将X线穿透人体每个轴层的组织，它具有很高的密度分辨力，要比普通X线强100倍，其对人体的危害也比X光大得多。孕妈妈若在怀孕的前3个月内接触放射线，可能引起小儿畸形、胎儿脑积水或造血系统缺陷、颅骨缺损等严重后果。如测查孕妈妈必须做CT检查时，需要在腹部放置防X线辐射的装置，以避免和减少胎儿畸形的发生。

第7周

孕早期感冒的防治

感冒的症状及危害

普通感冒和流行性感冒都是由病毒引起的呼吸道传染病。普通感冒的主要病原是鼻病毒，一年四季几乎人人都可罹患，鼻塞、流涕、咽痛、咳嗽、全身酸痛是常见症状，有时只发低热。孕期患普通感冒的人很多，对胎儿影响不大，但如果较长时间体温持续在39℃左右，就有出现畸胎的可能。流感病毒不仅能使胎儿发生畸形，高热和病毒的毒性作用也能刺激子宫收缩，引起流产、早产。

孕妈妈感冒应对法

如果孕妈妈感冒了，应尽快地控制感染，排除病毒，同时应采取措施让体温下降。若高热到39℃以上，且持续3天以上，可分以下两种情况来处理。

1.如果孕妈妈感冒的时间是处在排卵以后2周内，用药可能对胎儿没有影响。

2.如果感冒的孕妈妈处在排卵以后2周以上，这一时期，胎儿的中枢神经已开始发育，就可能会对胎儿造成影响。如果出现以上情况，就需要与医生、家人共同商讨是否继续本次妊娠。

3.若孕妈妈在怀孕3~8周之后患上感冒，并伴有高热，就对胎儿的影响较大。病毒可透过胎盘进入胎儿体内，有可能造成胎儿先天性心脏病、唇腭裂、脑积水、无脑和小头畸形等。

因此，孕妈妈感冒时，一定要去专科医院诊治，千万不能随意自行用药，尤其是阿司匹林类的药物，以免对母体和胎儿造成不良影响。

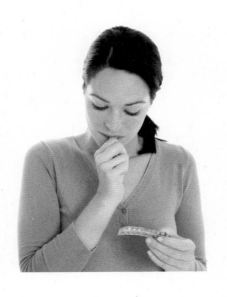

如何吃酸才健康

从营养角度来看，一般怀孕2~3个月后，胎儿骨骼开始形成。构成骨骼的主要成分是钙，但是要使游离钙形成钙盐在骨骼中沉积下来，就必须有酸性物质。

酸性食物大多富含维生素C，维生素C也是孕妈妈和胎儿所必需的营养物质，是胎儿形成骨骼、牙齿、结缔组织及一切非上皮组织间黏结物所必需的营养素。维生素C还可增强母体的抵抗力，促进孕妈妈对铁质的吸收。

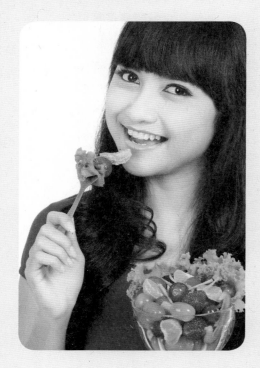

人工腌制的酸菜、醋制品虽然有一定的酸味，但维生素、蛋白质、矿物质等多种营养素丧失殆尽，过多食用对母体、胎儿的健康无益。喜吃酸食的孕妈妈，最好选择既有酸味营养又丰富的樱桃、杨梅、石榴、橘子、青苹果等新鲜水果，这样既能改善胃肠道不适症状，也可增进食欲、增加营养，有利于胎儿的生长。

日常起居须注意

孕妈妈不宜过多进行日光浴

日光中的紫外线是一种具有较高能量的电磁辐射，有显著的生物学作用。多晒太阳，能促使皮肤在日光紫外线的照射下生成维生素D，进而促进钙质吸收和骨骼生长。但是，过多地进行日光浴可使孕妈妈脸上的色素斑点加深或增多，出现妊娠蝴蝶斑或使之加重，而且日光中的紫外线还会对孕妈妈的皮肤造成损害，可能发生日光性皮炎（又称日晒伤或晒斑），尤其是初夏季节，人们的皮肤尚无足量黑色素起保护作用时更易发生。

因此，孕妈妈晒太阳必须适当，不要过多进行日光浴，在烈日下外出时须注意防护。

孕妈妈不宜长时间使用电扇和空调

由于孕妈妈的新陈代谢十分旺盛，皮肤散发的热量也较多，基础体温比一般人高0.3~0.5℃，所以比一般人耐热能力差。在炎热的夏季，孕妈妈不宜用电扇久吹不停或长时间使用空调，因为电扇和空调的风吹到皮肤上时，汗液蒸发会使皮肤温度骤然下降，导致表皮毛细血管收缩，血管的外周阻力增加而使血压升高；表皮血管呈舒张状态，血流量增多，尤其是头部因皮肤血管丰富，充血明显，对冷的刺激敏感，从而易引起头晕、头痛症状。

孕妈妈出汗多时，更不要马上吹电扇或吹空调，因为这时全身皮肤毛孔疏松，汗腺大开，冷风极易乘虚而入，轻者伤风感冒，重者高热不退，给孕妈妈和胎宝宝的健康造成危害。

孕妈妈不宜去人多的地方

怀孕后，孕妈妈应尽量避免去商场、农贸市场等公共场所。因为这些场所人多拥挤，稍不留神，孕妈妈的腹部就会受到挤压和碰撞，很容易诱发流产、早产或胎盘早剥。

同时公共场所中的各种致病微生物的密度远远要高于其他场所，尤其是在传染病流行的时期和地区，再加上孕妈妈自身的抵抗力比没有怀孕时差一些，更容易遭受细菌、病毒的侵害。

👣 准爸爸必修课

胎宝宝是准爸爸与孕妈妈爱情的结晶，在妊娠反应剧烈的这个时期，准爸爸需要和孕妈妈一起守护胎宝宝。

➤ 理解妻子的心情

女人在怀孕以后，由于早孕反应的出现，以及身体的变化，心情一般会变化比较大，性情会变得易怒、激动、烦躁，因此丈夫在此时的作用就变得很重要了。此时做丈夫的要理解妻子心理上的这种变化，要尽量迁就妻子，多体贴妻子，在她身体不适时要多加照顾。注意劝慰妻子切不可因妊娠反应、体形改变、面部出现色素沉着等而产生不良情绪，努力创造和睦、温馨的生活环境。

➤ 帮忙做家务

在此期间，丈夫最好能下厨做饭。有些孕妈妈会因孕吐而吃不下东西，丈夫要注意选择做一些妻子喜欢的能吃下的饭菜，以保证营养的供给，要尽量多准备几种小菜，供妻子任意选择。此外，丈夫还要注意不要让妻子干体力活儿，要帮助妻子提重的物品、帮助妻子从高的地方拿东西或者放置东西、打扫浴室等，要让妻子尽可能得到充分的休息。

➤ 创造良好的胎教坏境

丈夫要帮助妻子创造良好的胎教环境。丈夫应经常陪同妻子到空气清新的大自然中去散步，多让妻子看一些激发母子感情的书刊或电影电视，引导妻子爱护胎儿；要同妻子一起想象胎儿的情况，描绘胎儿的活泼、健康、漂亮的样子，这些对增进母子感情是非常重要的。

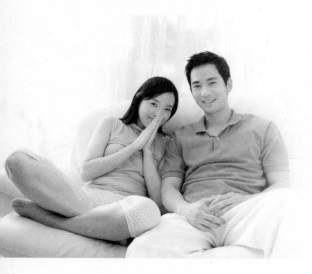

葡萄胎的诊断

什么是葡萄胎

女人怀孕后，在子宫内生长的不是胎儿，而是无数成串的大小不等的透明水泡，大者像葡萄，小者像绿豆，由于其外形似成串的葡萄，因此医学上称之为葡萄胎。

葡萄胎是由于早期形成胎盘的绒毛组织，因发育异常而变成鱼卵般大小不一的储水袋，它会在子宫内逐渐增加，使胎儿停止发育，不久胎儿即被吸收而消失不见。葡萄胎可分为良性葡萄胎和恶性葡萄胎。

葡萄胎的症状

强烈的孕吐状态。比正常妊娠的孕妈妈孕吐状态要强烈很多，而且腿肚臃肿，很早就显现出尿蛋白妊娠中毒症的症状。

子宫变大。葡萄胎子宫大于相应月份的正常妊娠子宫，有些仅怀孕2～3个月，子宫底高度已与脐水平，相当于怀孕5个月大小，而且子宫呈球状。

发生不规则的阴道出血。停经以后阴道流血，多在停经8～12周时出血，量多少不定，有时可排出葡萄样物。妊娠3～4个月的时候会流产。

葡萄胎经尿液检查就可以清楚准确地诊断出来。这是因为葡萄胎比正常妊娠在胎盘中分泌出更多的激素，而这些激素都排泄在尿中的缘故。

良性葡萄胎的处理方法

葡萄胎多数为良性疾病，在确诊后不必过分紧张。良性葡萄胎处理应采取以下措施：

清除子宫内容物。葡萄胎确诊后应及时清除子宫内容物。葡萄胎子宫大而软，易发生子宫穿孔，一般采用吸刮术，手术较安全。

子宫大于妊娠12周者，一般吸刮两次，每次间隔一周，每次的刮出物均应送病理检查。术前应做好输血准备，手术前后使用抗生素预防感染。

卵巢黄素囊肿的处理。卵巢黄素囊肿可自然消失，一般无须处理，如发生蒂扭转，一般在超声或腹腔镜下穿刺吸液后多可自然复位。如扭转时间长，血运恢复不良，则需及早剖宫检查。

第8周

怀孕早期反应的应对方法

妊娠早期反应症状

妇女在怀孕早期会出现一系列异常现象，一般会持续1~2个月，最迟在第4个月月末消失，发生率约为50％。这种现象一般不会对孕妈妈和胎儿有影响，症状以消化系统的表现为多见，如食欲不振、恶心、呕吐、厌油腻食物、偏食、腹胀、头晕、乏力、嗜睡，甚至低热等。呕吐一般在空腹或清晨时较为严重，还有些孕妈妈特别喜欢吃酸味食物。这是孕妈妈特有的正常生理反应，这种反应的时间、程度、症状会因人而异，有的孕妈妈早孕反应严重，有的却不明显。但是孕吐与其他因疾病所导致的呕吐不同，吐过之后感觉舒服而且想吃东西，虽然呕吐却不会消瘦，这是孕吐的一大特征。

如何克服孕早期反应

消除心理负担。要保持心情愉快，多了解一些相关的医学知识，并尽量消除对怀孕的心理负担，如对胎儿性别想得太多，担心怀孕、哺乳会使自己的体形发生变化，对分娩过分害怕等。闲暇时做自己喜欢做的事情，邀朋友小聚、散步、聊天都可以。整日情绪低落是不可取的，不利于胎儿的发育。

选择喜欢的食物。孕妈妈由于早孕反应剧烈会引起食欲不佳，这时可以选择一些自己喜欢的食物来吃。这个时期胎儿还很小，不需要多少营养，平常饮食就已经足够了。每天还可以口服维生素B_1、维生素B_6、维生素C及少量镇静剂，配合适当休息。在很难受的情况下，还可以用橘皮煎水饮用或口含姜片，这样对缓解症状有一定效果。

排解不良情绪。孕妈妈的精神和情绪能对胎儿的生长发育产生至关重要的影响。如果孕妈妈在怀孕早期的情绪不好，会造成肾上腺皮质激素增高，有可能阻碍胎儿上颌骨的融合，造成腭裂、唇裂等畸形。因此，孕妈妈一定要注意排解不良情绪，这对于胎教来说也是十分重要的。

多吃什么

孕妈妈要多喝牛奶

牛奶含钙量高，每100毫升牛奶中约含钙120毫克，且特别容易被人体吸收。牛奶中的镁能使心脏和神经系统耐疲劳；锌能促进胎儿大脑发育；铁、铜和维生素A有美容作用，能使皮肤保持光洁；维生素B_2可提高视力；碘和卵磷脂能大大提高大脑的工作效率；酪氨酸能促

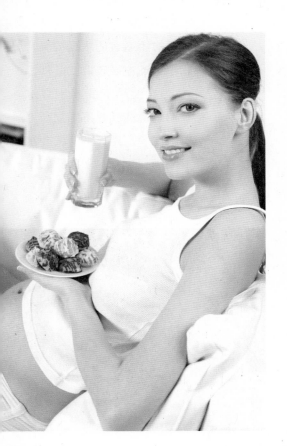

进快乐激素——血清素大量生成，促使孕期的母亲保持良好体力、脑力和情绪。

所以，孕妈妈每天临睡前喝1杯牛奶，一般主张在孕中期每天喝250毫升，孕晚期每天喝500毫升，这样既可以补充营养，又能使孕妈妈情绪稳定，促进睡眠，有利于胎儿的发育成长。

孕妈妈如何选择饮品

孕妈妈不要喝生水，以防腹泻或被传染其他疾病。咖啡及浓茶具有较强的兴奋性，应该少饮用。矿泉水中含有许多微量元素，可以经常饮用。市场供应的许多饮料含糖分高，不宜多饮。在夏天，西瓜是较好的食物，既可补充水分，也可补充一些矿物质，又可消暑解热，孕妈妈及产妇都可以吃。

孕妈妈不论喝什么饮品，均不宜选择冰镇时间过长的，太冷的饮品对消化道有刺激，过急或大量喝进去可使胃肠血管痉挛、缺血，以致出现胃痛、腹胀、消化不良等。

快快乐乐洗个澡

孕妈妈洗澡的方式与常人有所不同，千万不可马虎，那么，孕妈妈如何给自己洗一个安全、健康、快乐的澡呢？

洗澡的方式

孕妈妈洗澡时最好选用淋浴的方式，不要选择盆浴，更不要将下身泡在水里。因为妇女怀孕后，阴道内对外来病菌的抵抗力大大降低，洗盆浴或将下身泡在水里，都极易使脏水进入阴道，引起阴道炎或宫颈炎，甚至发生羊膜炎，引起早产。另外，孕妈妈不要过度擦洗乳房，以免引起早产。

冬季不宜在浴罩内洗澡

有些家庭为了避寒保温，冬天喜欢在卫生间支起浴罩沐浴。常人尚可应付，但孕妈妈就不太适应，很快会出现头昏、眼花、乏力、胸闷等症状。这是因为浴罩相对封闭，浴盆内水较热，罩内水蒸气充盈，经过一段时间的呼吸，其中氧气便会逐渐减少，加上温度又较高，氧气供应相对越来越不足。另外，由于热水浴的刺激，会引起全身体表的毛细血管扩张，使孕妈妈脑部的供血不足，加上罩内缺氧，更易发生晕厥。

适宜的洗澡时间

孕妈妈洗澡时间不要太长，每次洗澡时间不宜超过15分钟。因为浴室内空气不流通，湿度大，氧气含量也少，待在里面时间过久会导致血管扩张，流入躯干、四肢的血液较多，而进入大脑和胎盘的血液暂时减少，不但会引起孕妈妈自身脑部缺血，发生晕厥，还会造成胎儿缺氧，影响胎儿神经系统的生长发育。

适宜的水温

孕妈妈应用适宜的水温洗澡，一般控制在38℃左右较好。此外，还应注意洗澡前后的温差不宜过大，冬天孕妈妈洗澡时不能立即进入高温的浴室中，夏天不能洗冷水澡，否则会刺激孕妈妈的子宫收缩，造成早产、流产等现象。

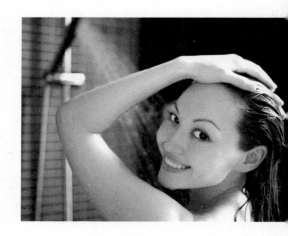

美好胎教时光

● 有利于胎教的呼吸法

孕妈妈的情绪对胎宝宝有着不可估量的影响，保持宁静、愉悦的心情，对于提高胎教效果非常重要。正确的呼吸法，对稳定情绪和集中注意力非常有效。

进行呼吸法的练习时，衣服尽可能穿得舒服，场地可以自由选择。坐或站都行，关键是腰背舒展，全身放松，微闭双眼，手可放在身体两侧，也可放在腹部，只要觉得舒服就好。

准备好后，用鼻子慢慢地吸气，在心里默默地慢数5下，自觉平时肺活量好的孕妈妈可以数6下。吸气时，要让自己感到气体被储存在腹中，然后慢慢地将气呼出来，用嘴或鼻子都可以。总之，要缓慢地、平静地呼出来，呼气的时间是吸气时间的两倍。

练呼吸法时，尽量把注意力集中在吸气和呼气上，不要想其他事情，一旦习惯了，注意力就会自然集中。进行胎教前练习呼吸法，精神会集中起来，胎教效果自然也就提高了。

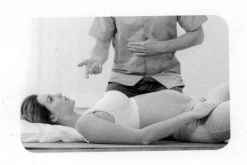

● 多想胎宝宝可爱的样子

这阶段的胎宝宝还只是一个"小芽儿"，孕妈妈可以想象一下他出生以后的模样。想象一下，他长得像谁，他的性格是什么样的，你希望他将来成为一个什么样的人，当那些想象中的画面一一出现时，你身上的每一个细胞都会变得兴奋而充满活力。

有些科学家认为，在母亲怀孕时如果经常想象孩子的形象，在某种程度上会与将要出生的胎儿比较相似。因为母亲与胎儿在心理与生理上是相通的，孕妇的想象和意念是构成胎教的重要因素。母亲在构想胎儿形象时，会使情绪达到最佳状态，使体内具有美容作用的激素增多，使胎儿面部器官的结构组合及皮肤的发育良好，从而塑造出理想的胎儿。

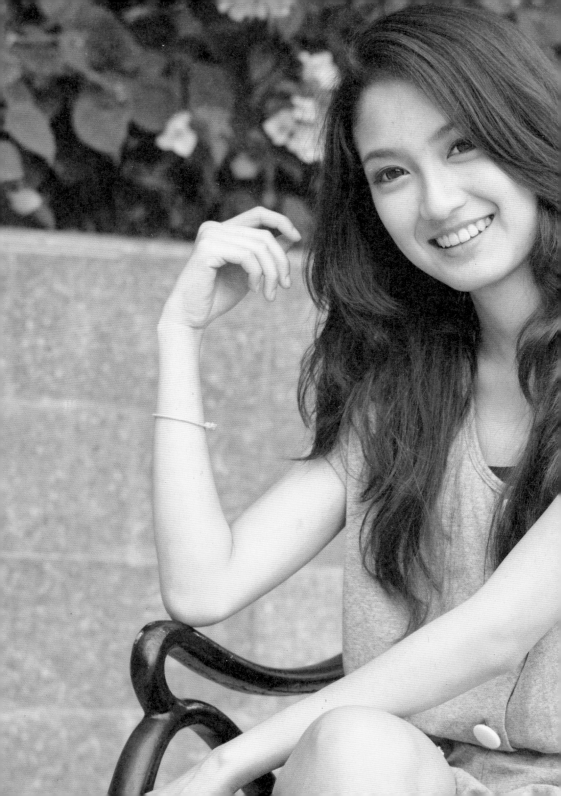

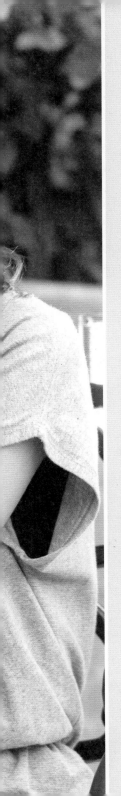

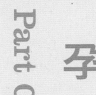

Part 03

孕三月：
安全度过害喜期

　　这个月是孕妈孕吐最严重的时期，除恶心外，胃部情况也不佳，同时，胸部会有发闷等症状。妊娠反应一般在11周时逐渐减轻，不久则会消失。

　　由于胎儿在不断成长，子宫逐渐增大如拳头般大小，会直接压迫膀胱，造成尿频。孕妈妈腰部也会感到酸痛，腿足水肿，有时还会出现脚后跟抽筋的现象。孕妈妈激素分泌会改变，体内合成代谢会增强，分泌物也会增加，容易便秘或腹泻。

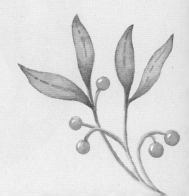

第9周

胎宝宝的奇妙变化

从本周开始，曾经的胚芽已经开始是一个五脏俱全、粗具人形的小人儿了，也就是胎儿。妊娠9周以后的时期，称为"胎儿期"。

胎宝宝的五官逐渐形成，头部占身体的1/4。同时，上肢和下肢的末端出现了手和脚，手指和脚趾像鸭掌一样连在一起。他不断地动来动去，不停地变换着姿势。他的胳膊已经长出，在腕部两手呈弯曲状，并在胸前相交。腿在变长，而且脚已长到能在身体前部交叉的程度了。

孕妈妈的变化

孕妈妈现在的子宫已增大了2倍，大概有网球那么大。随着子宫逐渐增大，孕妈妈会感觉整个身体都在发生变化。乳房胀大了不少，乳头和乳晕色素加深。孕妈妈可能常感到腿部紧绷发痛，腰部酸痛。孕妈妈的头发和皮肤也在发生着细微的变化，感觉头发很厚、有光泽或油腻、薄、柔软，记住一定不要烫发或染发。恶心、呕吐的不适感让孕妈妈很难高兴起来，有时孕妈妈会感觉自己很孤独，其实大多数的孕妈妈都会有这种感觉。

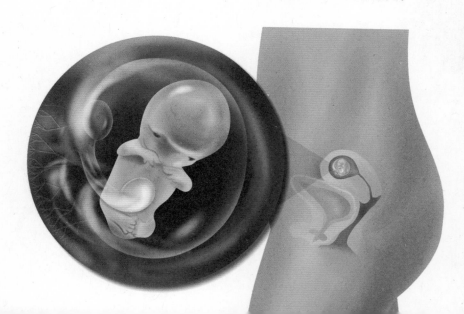

孕妈妈的饮食原则

孕三月的饮食原则

怀孕第3个月，根据胎儿的发育状况，孕妈妈的饮食安排应该以品种丰富的食谱为主。食物要富含铁、磷、钙、维生素C、蛋白质、植物脂肪等，这样才可满足胎儿生长发育的营养需求，同时也补充了孕妈妈体内的能量。由于此间胎儿的不断增大，孕妈妈的负担也越来越重。在这一个月内，由于一些孕妈妈开始出现贫血的症状，因此要特别注意营养的调剂，进行合理的安排。

一天的饮食安排

◎早餐
主食：牛奶250毫升，面包约100克。
副食：虾仁清炒鸡蛋（鲜虾仁100克、鸡蛋2个），其他清淡烩菜1小碟（生菜量约250克）。餐后可加苹果1个（约150克）或香蕉2个（150~200克）。

◎午餐
主食：米饭2小碗，或小花卷2个（均在150克左右）。
副食：糖醋排骨（猪排骨250克、番茄酱少许、白糖50克、醋20毫升），芹菜拌牛肉（熟牛肉100克、焯芹菜150克），清炖香菇鸡翅（鸡翅150克、鲜香菇100克）。餐后可吃橘子约150克。

◎晚餐
主食：荷包鸡蛋挂面2小碗，或包子2~3个（面粉量均在100克以内）。
副食：鲜蘑菜心（鲜口蘑150克、菜心250克），豌豆瘦肉丁（鲜豌豆150克、猪瘦肉100克），鲫鱼清炖豆腐汤1小碗，餐后水果（约100克）。

孕妈妈要多摄入"脑黄金"

"脑黄金"就是DHA，即二十二碳六稀酸。首先，孕妈妈摄入的"脑黄金"会通过脐带供胎儿吸收，为胎儿的大脑和视力的发育提供营养。其次，"脑黄金"能预防早产，增加婴儿出生时的体重。

除服用含"脑黄金"的营养品外，还要多吃些富含DHA的食物，如核桃仁等坚果类食品，摄入后经肝脏处理能合成DHA。此外，还应多吃海鱼、鱼油等。

孕妈妈日常生活注意事项

孕妈妈禁用风油精、清凉油

头痛、头昏、轻度的烧伤和皮肤瘙痒时，人们习惯用风油精或清凉油来擦拭，很多孕妈妈也喜欢用风油精或清凉油来提神。但是，从优生角度上讲，孕妈妈不宜使用风油清和清凉油。

因为清凉油的主要成分之一是樟脑，而樟脑经皮肤进入人体会造成一定的危害。若孕妈妈用了清凉油，其中的樟油可通过胎盘屏障危及胎儿，甚至造成胎儿死亡。因此，孕妈妈在孕期特别是在怀孕的前3个月内应避免使用清凉油，也不要接触含樟脑成分的所有制剂。

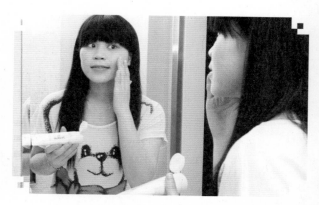

孕妈妈切莫浓妆艳抹

孕妈妈偶尔化淡妆倒也无妨，但切不可浓妆艳抹。因为化妆品会含有对人体有害的物质，如砷、铅、汞等，如果被孕妈妈的皮肤和黏膜吸收后，可透过胎盘屏障进入胎儿循环，导致胎儿畸形。有调查表明，每天浓妆艳抹的孕妈妈所怀胎儿畸形的发生率是不化妆孕妈妈的1.25倍。同时，还要注意的是，化淡妆时为防止皮肤对化妆品过敏，孕期最好选择适合孕妇的安全的产品。

孕妈妈不要忽视嘴唇卫生

大多数孕妈妈容易忽视嘴唇的卫生，但是，空气中混杂的灰尘和一些有毒物质，如氮、硫、铅等元素，它们都会落到孕妈妈的嘴唇上，孕妈妈喝水和吃食物时，这些物质就会带进到孕妈妈的体内，从而导致胎宝宝无辜地受到伤害。因此，孕妈妈要注意嘴唇的卫生，外出时最好涂上一层能阻挡有毒物质的护唇膏，吃完食物后要用纸巾或湿毛巾将嘴唇擦干净，外出回家后也要清洁一下嘴唇。

第一次产前检查

什么是产前检查

在妊娠8~10周时，要做一次较全面的检查。检查包括以下内容。

验血

◎检验是否贫血。

◎验血型，如生产时需要输血，就可以马上告知医生孕妈妈的血型。

化验小便

妇女怀孕后，肾脏的工作量大大增加，如果肾脏不能负担这项额外的工作，经它排出来的小便就会起变化。

全身检查

检查孕妈妈全身状况、营养情况，测量身高、体重、血压，检查乳房发育情况，并检查各脏器情况。

产科检查

◎腹部检查。检查子宫底高度、腹围、胎位、胎心等。

◎阴道检查。了解阴道有无异常。

◎骨盆测量。测量骨盆内外径。

产前检查的好处

1.经过定期检查，可以了解胎儿发育和母体各方面的变化情况。如有异常，可及早进行预防和治疗。

2.在妊娠18周前后进行产前检查，可对胎儿是否患有先天性畸形或遗传性疾病做出诊断。

3.通过全面和系统的观察，可以及时发现和纠正异常胎位。还可以结合孕妈妈的具体情况，早期确定分娩时的处理方式，保证安全分娩。

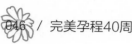

关于先兆流产的临床表现和预防措施

孕早期是流产的高发期，因此，孕妈妈要了解一些预防流产的措施，避免人为因素引起的流产。如果妊娠反应阳性，结合体温和B超检查认为适合保胎时，应在医生的指导下进行保胎治疗；特别要引起注意的是，如果阴道出血多于月经量，或其他诊断查明胎儿死亡或难免流产，应尽早中止妊娠，防止出血及感染。

孕妈妈若怀孕以后，阴道有少量出血，根据流血量和积聚在阴道内时间的不同，颜色可为鲜红色、粉红色或深褐色。有时伴有轻微下腹痛，以及腰骶部酸胀不适等。孕妈妈发现自己有先兆流产的迹象应尽快到医院检查，以明确病因和胎儿的状况，如经医生证实胚胎正常，妊娠继续，保胎的孕妈妈就要特别注意孕期生活习惯和情绪变化。注意阴道出血量、颜色和性质，随时观察排出液中是否有组织物，必要时保留卫生护垫（24小时）供医生了解病情，医生可根据出血量及腹痛情况随时了解先兆流产的发展情况。

非人为原因，绝大部分的自然流产是由于胚胎不健全，发生萎缩变形所致，这些胚胎有60% ～ 70% 是因染色体异常或受精卵自身的问题，受精卵长到某种程度后，自然萎缩，从而引发死胎、流产。自然流产是不论以何种方法都不能避免的，所以，妇产科医生也会安慰这些不幸的孕妈妈们，不要太过内疚，这是自然界优胜劣汰的结果，我们不可强求。

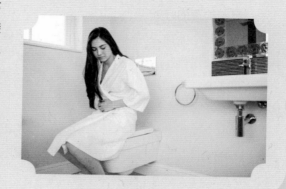

第10周

👣 妊娠剧吐怎么办

○ 妊娠剧吐时应采取以下措施

保持乐观的精神：妊娠剧吐是怀孕早期特有的，大多数孕妈妈在孕期3个月后剧吐现象就会渐渐消失，因此孕妈妈不要为此而焦虑，应保持乐观的精神。

到医院接受检查：首先排除由消化系统或神经系统疾病所引起的呕吐。

合理膳食：随意膳食，做到什么时候能吃就吃，什么时候想吃就吃，吐了之后能吃还吃，尽可能细嚼慢咽，以利于消化和吸收。在择食和摄食方面做到不偏食、不挑食，科学、合理地搭配食用，保证每日热量的基本供应和营养的均衡摄入。

多饮水：为了保持水、电解质的平衡，要注意多饮水、多吃蔬菜和水果，以补充水和电解质。

避免用药，遵从医嘱采取相应的治疗措施：孕早期孕妈妈要尽量避免用药，因为某些药物有可能导致胎宝宝畸形，孕妈妈可在医生允许的情况下，通过输液补充机体丢失的水分、电解质和能量。经积极治疗无效，孕妈妈出现持续性黄疸、精神问题等情况时，可以考虑进行治疗性流产。

另外，孕妈妈如果连续两天都吃不进东西，或者怀疑自己是食物中毒，或者呕吐伴随着高热的话，也一定要立即就医。

穿着尽量舒适：孕妈妈穿衣以舒适为宜，腰部太紧的服装会加剧呕吐。

充分休息：孕妈妈可以使用孕妇专用枕头来保护背部和胃，提高睡眠质量，并保证每天有充足的休息时间。

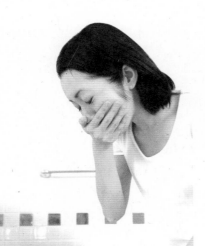

孕早期头晕是怎么回事

很多孕妈妈总是会突然感到一阵晕眩，特别是早晨起床后或久坐起立时，虽然晕眩感很快就会过去，但常常会莫名其妙地再次出现。造成孕期头晕的因素究竟有哪些呢？

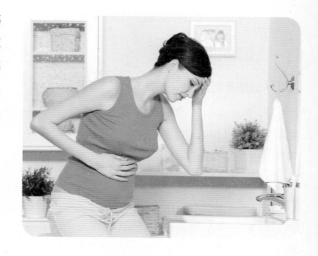

低血糖

怀孕后孕妈妈的新陈代谢加快，以至于孕妈妈血糖偏低，容易出现头晕、心悸、乏力、手颤和出冷汗等症状。再加上孕早期妊娠反应强烈，经常呕吐，食欲不好，也会加重头晕等低血糖症状。

针对这种情况，孕妈妈要注意营养的摄入，一日三餐要吃好，尤其是早餐更要重视。平时注意多吃高蛋白和高糖类的食物。

低血压

胎盘会分流一部分的血液，因此孕妈妈的血容量会稍稍有些下降，而血压下降会导致大脑供血不足，从而出现头晕、眼花和眼前发黑等症状。血压下降也会导致肢体供血不足，肢体缺血则会出现畏冷、疲乏、四肢无力等症状。

要多喝白开水，以增加血容量，洗澡的时候水温不宜过高，以防血管扩张血压下降。头晕发作时最好立即坐下，或者左侧卧休息。

生理性贫血

怀孕会使孕妈妈的血液相对稀释，红细胞数和血红蛋白量下降，由此造成生理性贫血，从而引起暂时性晕眩。孕妈妈要多吃一些含铁的食物，如瘦肉、动物血、鸡蛋黄、海带、花生等。做菜最好多用铁锅和铁铲，避免铁质流失。

在这里需要向孕妈妈说明的是，如果你只是偶尔有轻微的晕眩症状，就不必太担心，但是如果头晕比较严重，而且持续时间长，那就一定不可轻视。最好去医院做一个详细的检查，查明病因，对症治疗，以免发生意外。

孕妈妈要保持良好的心情

孕妈妈情绪对胎儿的影响

孕妈妈的精神和情绪会对胎儿的生长发育产生至关重要的影响。怀孕3个月后，如果孕妈妈受到惊吓、忧伤、恐惧或其他严重的精神刺激，会导致胎儿加速呼吸和身体移动。

因此，为了孩子的身体健康，孕妈妈应保持心胸豁达、心情平静愉快，切不可过度兴奋或悲伤，尽量避免情绪激动、精神紧张，从而达到优生、优育的目的，确保胎儿的健康生长。

如何让孕妈妈保持良好的心情

家庭成员要尊重和关心孕妈妈，家庭气氛要温馨和睦。充分休息，保证睡眠，以及一些健康文明的文化娱乐生活等，可以尽快恢复孕妈妈由于妊娠而被破坏的心理平衡，创造有利于优生、优育的生活条件和客观环境。

孕妈妈要养成良好的文化娱乐和生活习惯，不去人多的市区或商场，多欣赏美丽的风景或图片，多读优生优育和有利于身心健康的书刊，多听悦耳轻快的音乐，使心情保持愉快。

合适的音乐缓解不利情绪

妊娠3个月时早孕反应较为严重，此时孕妈妈很容易产生情绪波动，还可能产生不利于胎儿生长发育的忧郁和焦虑情绪。这时需要一些具有镇静、舒心、促进食欲等类型的音乐，在优美的音乐声中，孕妈妈因恶心呕吐引起的不适会得以缓解，情绪得以平和，这样也有利于胎儿的发育。

另外，孕妈妈还可听一些活泼有趣的儿歌、童谣等，也可随着轻轻哼唱，通过母体的振动将音乐传递给胎儿，使母婴能达到和谐愉悦。

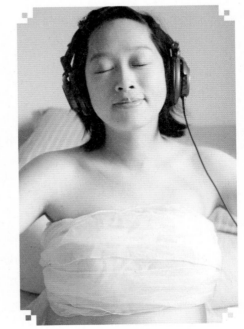

孕妈妈运动大讲堂

运动的好处

运动对于增强孕妈妈的体质非常重要，有利于胎儿健康发育。最好的运动莫过于散步，它可促进血液循环，增加呼吸量，可以提高神经系统和心肺功能，增加新陈代谢，加强肌肉活动。孕妈妈可以每天走半小时。

运动的安排要合理

一般情况下，在妊娠早期，孕妈妈的灵活性和柔韧性较强，可以选择瑜伽、慢跑、游泳、健美操、骑自行车等来进行锻炼，妊娠晚期，孕妈妈则宜经常到室外散步。同时还可以在运动时配一些优美的旋律，使运动变得更有情趣。此外应注意，在运动时要对运动量、强度和时间进行合理的控制，以免给身体造成一些不必要的损伤。

运动时应注意的事项

孕妈妈在怀孕初期可选择一些简单易行的运动方法，如散步、打太极拳、做孕妈妈操等。每一次运动的时间不宜超过15分钟，运动时要尽量补充水分，以免体温过高，也不宜在炎热或闷热的天气状况下运动。孕妈妈不适合进行剧烈运动，因为过度运动可导致一部分人阴道流血，甚至流产。

孕妈妈可以做瑜伽

孕妈妈练习瑜伽可以增强体力和肌肉的张力，增强身体的平衡感，使孕妈妈身体的肌肉组织变得更柔韧、更灵活，同时还可以改善睡眠，消除失眠。孕妈妈瑜伽和普通的瑜伽是不同的。孕妈妈练瑜伽时先暗示自己全身放松，然后柔和地开始深呼吸，再慢慢地、细细地、自然地呼气，呼吸时尽可能让内心处于愉悦状态。

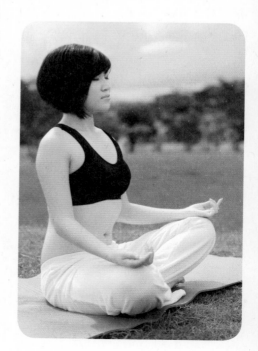

第11周

接种疫苗的宜与忌

预防接种是预防疾病的有效手段，恰当地进行预防接种对孕妈妈和胎宝宝都是非常必要的。

孕妈妈应注射哪些疫苗

如果孕妈妈工作或居住的地区正在流行白喉、鼠疫时，孕妈妈应紧急接种疫苗，因为一旦受感染，会威胁孕妈妈的生命安全。

如果孕妈妈受过外伤，分娩对于母亲和新生儿都有危险，一旦受到破伤风杆菌感染，就可能发病。为防止新生儿破伤风，应给孕妈妈注射破伤风疫苗，接种方案也是在妊娠期分3次进行，时间可分别是孕2月、孕3月、孕9月。

如果孕妈妈及家庭成员有乙肝患者，应在分娩后给孩子注射乙肝疫苗。然后在孩子1个月、6个月再分别注射一次。据研究表明，在完成免疫接种后，对孕妈妈的保护率在95%以上，母婴隔断率在85%以上。

已经受到或可能受到甲型肝炎感染的孕妈妈可注射胎盘丙种球蛋白。

孕妈妈不宜接种的疫苗

为了保证孕妈妈的健康，孕期可以注射疫苗，但有些疫苗是孕妈妈禁止注射的。

孕妈妈在妊娠期禁止接种风疹疫苗，因为风疹疫苗也是减毒活疫苗，只能在育龄期提早注射。如果孕妈妈从未患过风疹，在孕期却接触了风疹病人，则最好终止妊娠。因为免疫球蛋白的预防效果不是很理想，而且风疹很容易引起胎宝宝畸形。

此外，水痘、卡介苗、乙脑、腮腺炎、口服脊髓灰质炎疫苗、流脑病毒性活疫苗、百日咳疫苗，孕妈妈都应禁用。

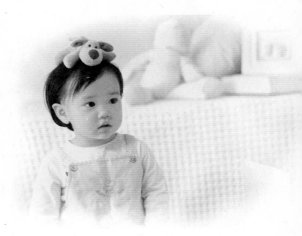

孕妈妈不宜使用的化妆品

爱美的女性都喜欢化妆，因为化妆以后，会显得更加年轻漂亮、容光焕发。化妆本来并非禁止之事，可是，当女性怀孕之后，就要警惕某些化妆品中包含的有害化学成分。下面几种化妆品在怀孕期间孕妈妈最好避免使用。

口红

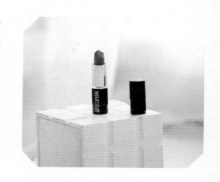

口红是由油脂、蜡质、颜料和香料等成分组成的。其中油脂通常采用羊毛脂，羊毛脂除了会吸附空气中各种对人体有害的重金属微量元素，还可能吸附大肠杆菌进入胎儿体内，而且有一定的渗透性。孕妈妈涂抹口红后，空气中的有害物质容易被吸附在嘴唇上，并随着唾液进入体内，使腹中的胎儿受害。

染发剂和冷烫精

一些染发剂接触皮肤后，可刺激皮肤，引起头痛和脸部肿胀，眼睛也会受到伤害，难以睁开，严重时还会引起流产，甚至会导致胎儿畸形。

妇女怀孕后，头发往往比较脆弱，还极易脱落，若再用化学冷烫精烫发，更会加剧头发脱落。此外，化学冷烫精还会影响胎儿的正常生长发育，少数妇女还会产生过敏反应。

指甲油

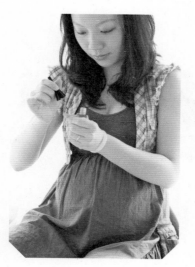

孕妈妈不应涂指甲油，以免伤害胎儿。目前市场上销售的指甲油大多是以硝化纤维为基料，配以丙酮、乙酯、丁酯、苯二甲酸等化学溶剂和增塑剂及各色染料制成的，这些化学物质对人体有一定毒性作用。同时，孕妈妈用手接触食物后，指甲油中的有毒化学物质很容易随食物进入孕妈妈体内，并能通过胎盘和血液进入胎儿体内，日积月累，影响胎儿健康。

应对妊娠期牙龈炎的相关措施

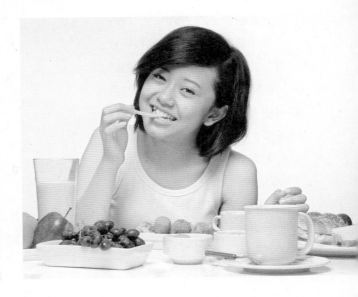

有些妈妈怀孕后牙龈常出血，甚至有时一觉醒来，枕头上血迹斑斑，但毫无痛觉；有的妈妈出现牙龈水肿，齿间的牙龈头部可能有紫红色、蘑菇样的增生物，只要轻轻一碰，牙龈就会破裂出血，难以止住，这就是困扰不少孕妈妈的妊娠牙龈炎。妊娠牙龈炎的发生率约为50%，通常在怀孕2~4个月出现，分娩后自行消失。若妊娠前已有牙龈炎存在，妊娠会使症状加剧。

在饮食上，孕妈妈可以注意以下几点。

◎保证充足的营养。孕妈妈比平时更需要营养物质，以维护包括口腔组织在内的全身健康。

◎多喝牛奶，吃含钙丰富的食品。

◎多食富含维生素C 的新鲜水果和蔬菜，以降低毛细血管的通透性。

◎挑选质软、易于消化的食物，以减轻牙龈负担，避免损伤。

适量的有氧运动更健康

怀孕16 周以内，也就是怀孕4 个月以内的孕妈妈要进行适量的有氧运动。若孕妈妈怀孕前一直坚持游泳，且怀孕期间身体状况良好，那么从孕早期到后期都可以继续进行。若不方便游泳，快步走、简单的韵律舞、爬楼梯等一些有节奏性的有氧运动都是不错的选择。

准爸爸必修课

关心妻子的生活

怀孕第3个月孕妈妈的妊娠反应加重，丈夫应担负起为父为夫的责任，如陪妻子去医院检查，为妻子做一些有助于治疗和改善呕吐症状的饭菜，给妻子买回一些平时爱吃的小零食等。最重要的是不能在妻子旁边抽烟，最好是戒烟。

稳定妻子的情绪

妊娠会使孕妈妈脸上产生蝶形色素沉着，腹部脂肪松弛，皮肤失去弹性，体态变得臃肿等，有些孕妈妈会产生"丑"的感觉，担心失去丈夫的宠爱。这时做丈夫的一定要细心，用其他活动，如散步、听音乐、读书等分散妻子的注意力。

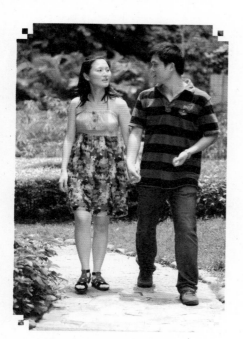

准爸爸还可以播放一些有效缓解孕妈妈不安情绪的优美音乐、幽默相声、小品、故事，或读一些书籍、杂志等，以丰富妻子的业余生活。在节假日时，不妨带妻子一块儿到离家不远的亲朋好友家中串串门、聊聊家常，讨论各种有关怀孕的知识等。所有这些，对于稳定孕妈妈的情绪、保证胎儿健康成长都是十分必要的。

注意孕妈妈的饮食营养

怀孕初期3个月，对于胎儿大脑的发育非常关键，因此，为孕妈妈提供充足的健脑食物，是十分必要的。为了让不喜欢吃饭的妻子能摄取到各种营养，有时需要在旁边稍微地劝食。孕妈妈也会出现一些违背常理的饮食要求，如妻子的异食对身体和胎儿没有太大的危害，丈夫应该尽量满足妻子。有些妊娠反应严重的孕妈妈，不仅本人不能吃饭，而且连饭的味道都不能闻，这时丈夫可以寻找适合妻子妊娠期间的菜谱，或一起外出吃饭，这也是增进妻子食欲的好办法。

第12周

做第一次B超检查

本周，孕妈妈可以去医院做第一次产前检查了。此时医生会给胎宝宝做一个B超。

B超在产前检查中有如下作用：1.监测胎儿宫内生长发育情况，诊断胎儿宫内生长发育是否受限。2.检测胎儿器官的发育是否存在畸形。3.确定胎位、胎盘、羊水、多胎状况。4.检测过期妊娠。5.辅助羊水穿刺检查。

产检时间一览表

产检时间一览表

次数	时间	注意事项	重要检查项目
第1次	孕12周	空腹	1.建立妊娠期保健手册。2.空腹血糖。3.肝功能和肾功能。4.乙型肝炎病毒表面抗体。5.梅毒螺旋体。6.HIV筛查。7心电图
第2次	孕13~16周	检查前一晚12点以后禁食禁水，空腹	唐氏筛查（注意：唐筛和年龄、环境等诸多因素有关，若唐筛结果显示高危，可进一步做羊水穿刺或无创DNA检测）
第3次	孕17~20周		B超畸形检查（胎儿外观是否发育正常），此时可以查出胎儿是否有神经管、四肢等畸形
第4次	孕21~24周	测试前3天，不控制饮食；前一晚8点之后禁食，少喝水，第二天空腹	妊娠糖尿病筛查（喝糖水的速度不要太快，一点儿一点儿喝，3~5分钟内喝完，喝完后多走动）
第5次	孕25~28周	空腹	乙型肝炎抗原、梅毒血清试验
第6~9次	每两周一次		是否有水肿、B超检查（评估胎儿发育状况、预估重量）、胎心监护(做之前多运动，吃饱饭)
第10次至生产	每周一次		胎心监护、测量骨盆（胎儿已足月，随时待产）

孕妈妈风疹的防治

风疹的危害

怀孕4周内罹患风疹是最危险的，据调查表明，在孕1月患过风疹的孕妈妈，生出的宝宝属于先天性异常儿的比例约占50%。其次是5~12周，之后会随着怀孕月数的增加，发生率会逐渐降低。怀孕6个月后，感染率仅剩百分之几。罹患风疹虽然也会出现很多小疹子，但它不会像麻疹那么严重，所以很多人在感染后都以为只是小感冒而已。风疹病毒可以通过呼吸道传播，如果孕妈妈感染上风疹，有25%的早孕期风疹患者会出现先兆流产、流产、胎死宫内等严重后果，也可能会导致胎儿出生后出现先天性畸形，例如先天性心脏病、先天性耳聋等。

孕前应注射风疹疫苗

风疹疫苗应至少在孕前3个月进行注射，因为注射后大约需要3个月的时间，人体内才会产生抗体，而且风疹疫苗所用的是活性病毒疫苗，怀孕期间不可注射。疫苗注射有效率在98%左右，可以达到终身免疫。目前国内使用最多的是风疹、麻疹、腮腺炎三项疫苗，称为麻风腮疫苗，即注射一次疫苗可同时预防这三项疾病。

不确知是否已感染风疹时怎么办

风疹流行时，报纸及其他大众传播媒体都会报道，大部分人都会知道这个消息。因此这段时间，孕妈妈对周遭受感染的人，特别是家庭成员，必须采取相应的措施。但由于风疹的症状和感冒十分相似，如果家人或身边的朋友患有风疹，且孕妈妈曾与患者接触过，就必须趁早前往妇产科接受血液检查和抗体检查。

不同季节不同的应对法

孕妈妈夏季的生活调理

夏季天气炎热，孕妈妈身体的代谢加快，皮肤的汗腺分泌物增多，易引起汗疹，甚至中暑，因此，孕妈妈应合理安排夏天的生活，使整个孕程变得更健康、更轻松。

孕妈妈首先要做到勤洗澡。洗澡时最好用温水淋浴，水温以28～30℃为宜，这是散热防暑的好方法。洗浴时注意外阴部和乳房的卫生，乳头要多擦洗，以加强韧性，浴后宜涂点油脂，以防产后哺乳发生乳头皲裂。

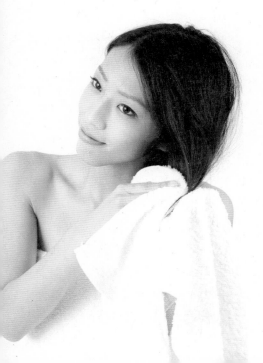

其次，卧室要注意空气流通，睡觉时应盖上薄被或穿好睡衣，不可受凉，以免发生热伤风，影响健康。用电扇吹风时，宜用近似自然风的一档风，并适可而止。还要注意饮食，适当地吃些凉爽可口的食物，或者少吃多餐。

此外，孕妈妈要尽量减少外出，避免阳光直射，出门时必须带遮阳伞或戴遮阳帽。

孕妈妈冬季的生活调理

冬天天气寒冷，人们经常紧闭门窗，不注意换气，因此造成室内空气污浊，氧气不足。这不但容易导致孕妈妈的呼吸系统、心血管系统疾病的发生，还会对胎儿的发育产生不良的影响。

在冬季孕妈妈应该在阳光充足、天气比较温暖的下午坚持散步，锻炼肌肉筋骨，促进血液循环，又可呼吸新鲜空气。同时，穿衣服要做到既保暖又轻便，不可穿得过多，又不可受寒，所以宜穿轻便保暖的衣服，并注意根据天气变化调换衣服。冬季下雪天或有冰冻时，孕妈妈行动要特别小心，防止摔跤。

美好胎教时光

情商胎教重于智商胎教

胎教与未来的幼儿教育一样，不要单纯地给宝宝灌输知识，而是要培养宝宝在未来人生中具有一种健康的心态。

很多孕妈妈希望自己的孩子长得像明星一样漂亮，就天天看明星照；有的则每天听故事，希望宝宝将来出口成章；还有的天天不离古典音乐，以期孩子将来走上艺术之路……

其实，对于胎宝宝进行的这些方面的启蒙教育都是必要的。但是，对于大多数年轻的现代家长来说，两人平时都要忙于工作，因此，有时候无暇进行专门的胎教，

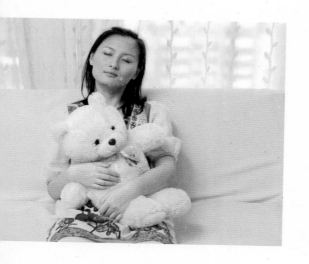

在这种情况下，平时生活中保持平和愉悦的心态就十分重要。

夫妻双方要互相配合，给肚子里的宝宝创造一个良好的氛围，让宝宝生活在爱与信任的世界里。建议年轻的准爸爸和孕妈妈们在繁忙的工作之余，尽量多创造两人与胎宝宝互动的时间，多和胎宝宝说说话，告诉他爸爸妈妈有多爱他。

很多时候，爸爸妈妈在一起讨论开心的话题时不妨让肚子里的宝宝也参与进来。准爸爸孕妈妈之间要互相体谅、相互谦让，尽量给宝宝创造一个和谐的氛围。

此外，工作忙碌的孕妈妈们也要时常与胎宝宝说话，告诉他你现在工作的重要性及必要性，得到宝宝的理解。这样的心理培养有利于对宝宝情商的发掘和培养，更有助于胎宝宝在未来社会中为人处世方法的培养。

孕期应避免噪声

研究显示，构成胎儿内耳一部分的耳蜗从孕妈妈妊娠第20周起开始发育，其成熟过程在婴儿出生1个月后仍在继续进行。当胎儿的内耳耳蜗处于发育阶段时，极易遭受噪声损害。大量低频噪声可进入子宫被胎儿听到，影响胎儿的耳蜗

发育。胎儿内耳受到噪声影响，可使大脑的部分区域受损，严重影响大脑的发育，导致儿童期出现智力低下。因此，孕期应尽量避免噪声的影响。假如孕妈妈的工作环境充满了强烈的噪声，不妨换一个安静的工作场所。如果居住环境比较嘈杂，不妨在房间内装设隔音设备。

● 多做有助于排毒的按摩

人体总会通过各种各样的方式接触和吸入外界的"毒素"，包括呼吸、饮食、皮肤接触等，时间长了，这些被吸收的"毒素"会在我们的身体里面蓄积，从而对我们的健康造成一定的危害。对于正处在怀孕期的孕妈妈来说，这种危害会更加明显，而且，孕妈妈在怀孕期间，身体的抵抗力会下降，因此，

孕妈妈通过按摩来进行自身的排毒，保证自己和胎宝宝的健康是十分重要的。

排毒按摩方法一

两只手的手掌完全接触腰部，前后交错不停地按摩，直到腰部逐渐升温。

排毒按摩方法二

两只手的拇指交叠，按摩时以手后掌为轴心，双手分别向外按摩，在腰部及下腰部画扇形。

排毒按摩方法三

两只手的手掌交替轻轻拍打腰部或下腰部，最好是用手指部分轻击腰部，然后整个手掌顺势滑向下腰部，另一只手的手掌同时开始新一轮轻拍。

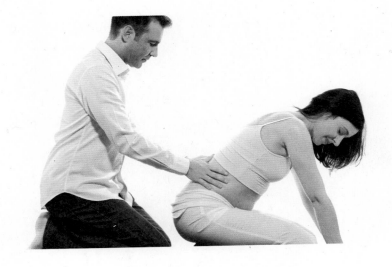

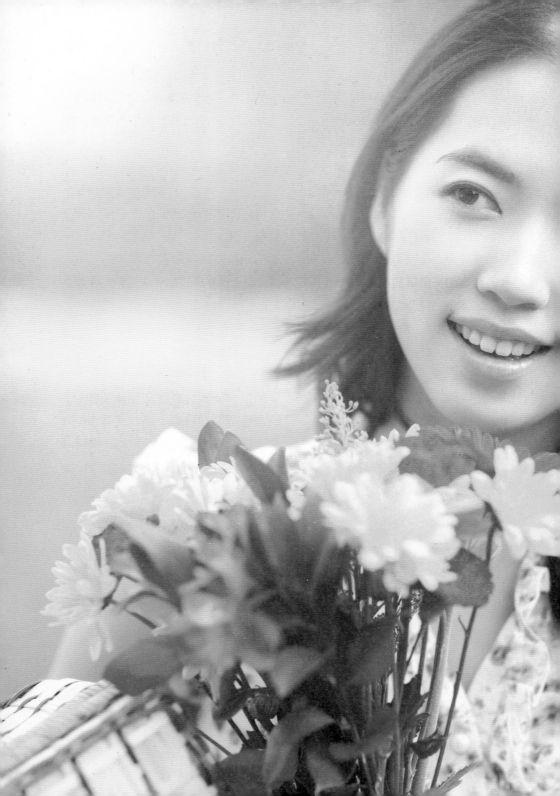

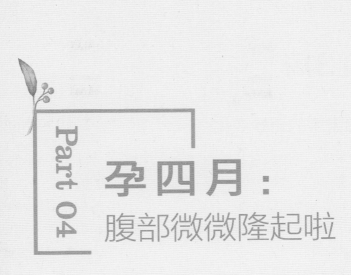

Part 04

孕四月：
腹部微微隆起啦

　　孕妈妈在这个阶段基础体温开始下降，一直到生产时都保持低体温状态。这段时间能看出腹部隆起，子宫明显增大，从而使子宫在下腹部很容易摸到。乳房也明显变大了，乳头及乳晕呈深褐色，此时应该随时保持乳头的清洁。此外，孕吐已经结束，孕妈妈的心情会比较舒畅，食欲开始增加，尿频与便秘渐渐消失。

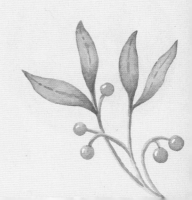

第13周

胎宝宝的奇妙变化

到本周，孕妈妈腹中的胎儿已经由草莓大小长成桃子大小了，有的孕妈妈已经能察觉到腹部有轻微的凸起，但从外表上看，依然还是没有什么变化。

胎宝宝看上去更像一个漂亮娃娃了，眼睛凸出在头的额部，两眼之间的距离在缩小，耳朵也已就位。他的身体在迅速成熟，腹部与母体连接的脐带开始成形，可以进行营养与代谢废物的交换了。

伴随胎盘的发育，胎宝宝已经脱离了容易流产的时期，并努力通过胎盘来摄取孕妈妈提供的营养，开始安心的成长历程。

孕妈妈的变化

怀孕四个月的孕妈妈早孕反应已逐渐消失，但分泌物增多、尿频和腰部沉重感依然存在。孕妈妈的身体也开始有了明显的变化。

随着胎儿的迅速成长，子宫会有明显的变化，孕妈妈的小腹部会微微凸起，但还不是很明显。此时，子宫已长出盆骨，可出现不规则的无痛性收缩，这是妊娠期间肌肉的正常收缩，孕妈妈不用担心。

由于孕期内分泌的改变，皮肤弹力减弱、脆性增加，皮下毛细血管及静脉壁变薄、扩张。乳房由于乳腺组织的发育及脂肪组织的沉积也渐变大，导致乳房、腹部及大腿上部皮肤伸展变薄，弹力纤维断裂，透出皮下血管的颜色而形成妊娠纹。这时孕妈妈应进行适当的锻炼，增加皮肤对牵拉的抵抗力，并在饮食上增加胶原蛋白的摄入。

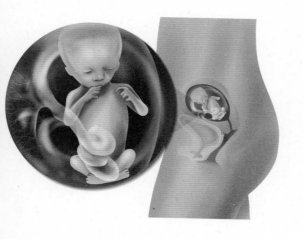

🐾 孕妈妈的饮食保健

● 孕四月饮食原则

怀孕第4个月的饮食要求是，除食物保持丰富的营养外，孕妈妈还应保持良好的食欲，不偏食。此时，胎儿发育所需要的营养是多方面的，如果孕妈妈偏食或乱用药物的话，就有可能造成胎儿缺乏发育所需的营养，从而导致神经系统发育不良、唇腭裂、先天性心脏病等，特别是对血液系统有较大的影响，因为此时胎儿开始生成成人血红蛋白。

● 一天的饮食安排

◎早餐
主食：莲子糯米粥1碗，小馒头2个（量约100克）。
副食：烩菜1盘，五香蛋1个，酱瘦肉50克。餐后水果，苹果、梨均可。

◎午餐
主食：白米饭2小碗，或白面豆沙卷2~3个（量在100克内）。
副食：青菜、鱼、肉各一种，鱼汤或各种高汤为主的汤羹类2小碗，餐后水果约150克。

◎晚餐
主食：米饭2小碗，或鸡蛋挂面1碗（约干面条150克）。
副食：清炖牛腩番茄，炒西芹或炒菜花，蒸鸡蛋羹或其他汤类（如吃粥可根据自己的口味调整）。餐后水果，香蕉、苹果、梨均可（原则是能增加维生素，帮助消化）。

● 孕妈妈宜多吃玉米

玉米中含蛋白质、脂肪、糖类、维生素和矿物质都比较丰富，其特有的胶质蛋白占30％，球蛋白和白蛋白占20％~22％。玉米脂肪中的维生素可防止细胞氧化、衰老，从而有益于胎儿智力发育，其中所含的维生素B_6可以减少妊娠呕吐，增进食欲。玉米中含有的粗纤维也比较多，多吃还有利于消除便秘，有利于肠的健康，也间接有利于胎宝宝智力功能的开发。

因此，孕妈妈应适当有意地在饮食中补充玉米，以利于胎儿脑部发育。不喜欢吃玉米的孕妈妈，可以在饮食加工上下功夫，比如将玉米面、大米面、白面结合搭配。

孕妈妈保健须知

注意脚的保健

妊娠3个月后，很多孕妈妈的脚从大脚趾下面开始水肿，妊娠6个月后，整个脚都会水肿，到了分娩前夕，水肿现象更为严重，走路时难以平衡。所以，孕妈妈要注意脚的保健，尽量不要提过重的物体，不要穿高跟鞋。晚上睡觉前，准爸爸可以帮妻子进行脚底按摩，以促进血液循环，还可以用茶叶水浸泡双脚，有助于安神。

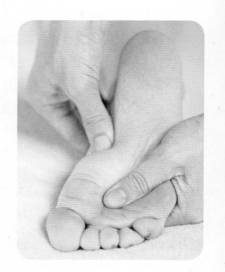

孕妈妈脸上出现红血丝怎么办

怀孕后，由于孕妈妈的血管变得特别敏感，毛细血管也遭到破坏，受热后容易扩张，接触冷物体后又会马上收缩，有些孕妈妈的脸还能发现少量的红血丝。此时孕妈妈不要过分在意，平时注意避免脸部受到过冷或过热的刺激，用一些有益于肌肤的护肤品，并多按摩一下脸部，就可以缓解症状了。

如何减少孕妈妈排气和胃胀气

在妊娠早期末，由于黄体酮引起水潴留，孕妈妈会发现肚子有些胀大，还能使胃肠松弛和扩张，导致孕妈妈经常出现排气和嗳气的现象，有时会感觉胃胀气。

孕妈妈在一些不适宜的场合排气或嗳气会令人尴尬，但却几乎是难以防止的。为了减少此类现象发生，孕妈妈应避免食用一些加重症状的食物，如油炸食物、葱类、豆类等，也避免吃得过饱，否则会感到不适。

缓解呼吸急促的方法

妊娠后，由于体内黄体酮增加，呼吸频率加快，大多数孕妈妈偶尔会出现呼吸急促的现象，而在妊娠的最后3个月，呼吸急促则是由增大的子宫压迫膈和肺所引起的。当胎儿快要娩出时，这种现象就会有所改善。

当孕妈妈呼吸急促时，应放松精神，尽可能消除压力，感到气喘时也不要慌张，否则会使症状加重。孕妈妈的身体应站直，呼吸一下新鲜空气，这样症状会有所改善。

准爸爸必修课

积极参与胎教

这个时期也是胎教的大好时期，准爸爸应利用此大好时机积极配合和鼓励妻子，一起参与胎教过程，为自己的小宝宝健康成长做出努力。胎教时间最好在孕妈妈早上起床后、午睡或下班后、晚上临睡前进行。同时，此时也是胎儿发育的重要时期，丈夫应该帮助妻子做好孕期保健和自我监护，定期到医院检查，向医生咨询孕期应注意的一些保健知识，以保证胎儿健康成长。

关心爱护妻子

这段时间，丈夫要一如既往地关心爱护妻子，这样既能增进夫妻之间的感情，又等于间接帮助胎儿成长。每位丈夫对妻子的体贴方式各不相同，有人代替妻子外出购物，有人代替妻子整理、打扫居室，也有人在每个周末夜晚，带妻子到外面享受烛光晚餐。选择适合自己的方式，使妻子保持愉悦的心情，这对母子来说都是很有好处的。

学会听胎心

胎心能够直接反映小宝宝在子宫内的安危。到了孕中期，准爸爸应该学会听胎心。听胎心最简单最准确的方法是使用胎心仪，听时要学会分辨母体主动脉音和母体心音、胎心音与肠鸣音，具体区别是母体的心率较胎心跳动慢，胎心音是规律的，而肠鸣音是不规律的。正常胎心率一般每分钟120～160次，每天听1～3次。

孕妈妈去医院做产检时，可先让医生帮助确定胎心的位置，然后在腹部做标记，回家后让准爸爸记住标记位置，再用胎心仪测听。具体方法为：孕妈妈仰卧在床上，双腿平伸直，准爸爸将胎心仪直接放在腹壁上听。胎心每分钟超过160次或少于120次，或跳动不规则都属异常，说明胎儿在子宫有缺氧情况，应及时去医院就诊。

第14周

🐾 孕期继续工作，分娩更顺畅

很多年轻的女性在当上孕妈妈以后也要继续工作。但她们会一方面放不下事业，另一方面又担心身体。其实，孕期坚持适当工作是有好处的。

缓解妊娠反应

调查显示，60% ~ 90% 的女性在怀孕初期都会出现晨晕、恶心呕吐、乏力等身体不适症状，一般妊娠反应在怀孕三个月以后会自动消失，上班族因为有良好的工作生活习惯，妊娠反应也会有所减轻。

利于保持良好心态

孕期坚持工作能使怀孕女性保留原来的社交圈，同时也会发现，不论是原先争强好胜的同事，还是比较难缠的客户，这一阶段，都很少对孕妈妈吹毛求疵。众人态度的友善，将对孕妈妈保持乐观情绪十分有益。

促进胃肠蠕动，减少便秘发生

孕妈妈因为生理原因，胃肠蠕动减慢，如果没有外出工作的动力，人会变懒，而"懒惰不思动"，则更易出现消化功能降低的现象，将导致体重剧增和便秘发生，同样也不利于胎儿发育和分娩。

利于分娩，易于产后恢复

孕期坚持上班，有利于拓展女性的骨盆、增强腹部与腿部的韧劲，易于保持体重和体形。职场生活的艰辛使职场孕妈妈更加坦然地面对分娩时肉体上的疼痛与心理上的巨大压力，利于分娩；而且经常活动的孕妈妈其产后恢复也相对较快。

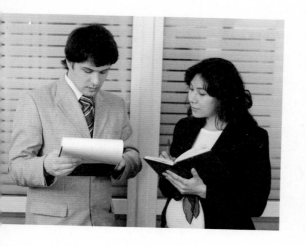

🐾 孕妈妈上班注意事项

上班虽有不少好处，但对于怀有身孕的孕妈妈来说，还是不同于普通上班族的，在各方面要多注意。

合理安排：一旦确定怀孕，并计划好要孩子，就应该尽早向单位领导和同事讲明，以便安排工作。回家后尽可能早些休息，以保证第二天有一个好的工作状态。

准备塑料袋：约有75%的孕妈妈在孕早期会有恶心、呕吐等不适反应，所以建议在办公桌和口袋里放几个塑料袋，以备呕吐时急用。空腹易加重妊娠反应，上班时带些小零食，在不影响工作的情况下，随时吃点儿。

要注意补充水分，多喝水：如果小便次数增加，不要不好意思，孕期随时排净小便很重要，否则不利于健康。本周腹部已经显现出来了，注意避免碰撞腹部，或使腹部受压。

适当地休息：工作一段时间后要适当地做做伸展运动，久坐之后走一走，久站之后抬抬腿，这样可以减轻腿和脚踝部的肿胀感，减少下肢水肿。

注意防辐射：身在职场又离不开电脑、手机等，到底应该怎样解决这个问题呢？一是穿防辐射防护服，二是在使用电脑时最好与电脑保持一臂之隔，尽量不要站在电磁波辐射严重的主机侧面或后方。

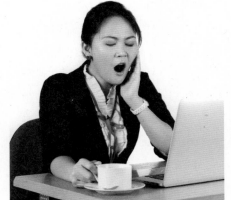

松弛技术的练习

当孕妈妈在晚上不能得到充分睡眠时，在白天若有时间的话就需要考虑小睡一会儿，或者把脚放平松弛一下，紧闭双目5~10分钟，如此也可恢复精力。孕妈妈需学会松弛方法，以利于母婴健康。

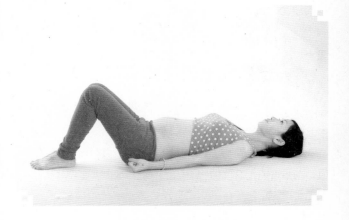

全身松弛法

仰卧，取舒适位置或用软垫垫着，闭目。注意力集中在右手，收紧一会儿后放松，手掌朝上。觉得手有沉重感和热感时，朝地板或软垫方向按压肘部，放松。此时通过你的身体右侧、前臂和上臂向肩部收紧，耸肩，然后放松。重复做，你会觉得手、臂和双肩有沉重感和热感。然后双膝翻向外侧，放松臀部，向地板或软垫方向轻压背下部。放松，让气流进入腹部和胸部，使肌肉有沉重感和热感，呼吸应开始慢下来。如未能慢下来，尝试在每次呼吸之间数至"2"便慢下来。此时放松颈部和颌骨，连同唇部、颌骨下垂，舌头放在口腔底部，面颊放松。

精神松弛法

通过有规律和缓慢的呼吸清除思想上的焦虑、担心和其他杂念，全神贯注地做呼吸运动，十分缓慢和均匀地默念"吸气、屏住、呼气"。使愉快意念流通至头部，免除杂念。如出现烦恼，可在呼吸运动中默念"不要有杂念"或全神贯注地做深呼吸。然后紧闭双目，想象诸如清澈的蓝天或平静的蓝色大海等和平、安静的景象。全神贯注于呼吸活动，倾听着呼吸，要感觉它是如何缓慢和自然的，每次呼、吸气都要集中精神。记住要保持脸部、眼睛和前额肌肉的松弛。

孕妈妈补铁造血正当时

4月，孕妈妈小欣经常感到头晕乏力，特别是蹲下后站起来时真是天旋地转。去医院检查，医生诊断小欣患有缺铁性贫血，需要补铁。的确，铁是人体必需的微量元素之一，是人体内含量最多，也是最容易缺乏的一种微量元素。

怀孕期间，铁的摄入量要达到孕前的两倍：孕早期每日摄入量为15~20毫克，孕晚期每日摄入量为35毫克。

◦ 功效分析

铁是构成血红蛋白和肌红蛋白的原料，参与氧的运输，在红细胞生长发育过程中构成细胞色素和含铁酶，参与能量代谢。孕周越长，胎宝宝发育越完全，需要的铁就越多。适时补铁还可以改善孕妈妈的贫血症状，进而改善身体和精神等各方面状况。

◦ 缺乏警示

孕期缺铁会导致孕妈妈患缺铁性贫血，影响身体免疫力，使孕妈妈自觉头晕乏力、心慌气短，很可能会引起胎儿宫内缺氧，干扰胚胎的正常分化、发育和器官的形成，使之生长发育迟缓，甚至造成宝宝出生后贫血及智力发育障碍等。

◦ 最佳食物来源

食物中的铁可以分为血红素铁和非血红素铁两大类。血红素铁主要存在于动物性食物中，如动物肝脏、肉类和鱼类中，这种铁能够与血红蛋白直接结合，生物利用率很高。非血红素铁主要存在于植物性食物中，如深绿色蔬菜、黑米等，它必须经胃酸分解还原成亚铁离子才能被人体吸收，因此生物利用率低，并不是铁的良好来源。

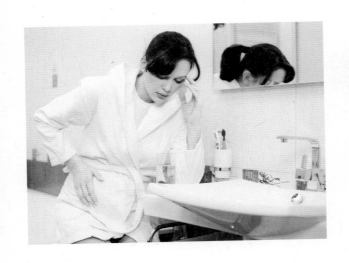

第15周

🐾 常见症状的对症饮食

● 孕期水肿的食疗方法

发生孕期水肿的孕妈妈的饮食要以清淡为主，不要吃过甜或过咸的食物，要多食用虾、鸡胸脯肉、大豆、玉米、葵花子、番茄、冬瓜、柚子、草莓、西瓜等食物。其中西瓜、冬瓜等瓜果中含有丰富的钾和果糖，有利尿的作用，孕妈妈食用后可以帮助减少体内的水分。

● 感冒的食疗方法

感冒的孕妈妈在饮食方面可以多食用一些具有发汗解表、温中润肺功效的食物，如萝卜、白菜、姜等，可适量喝些鸡汤，这样可减轻感冒时鼻塞、流鼻涕等症状，而且对清除呼吸道病毒有较好的效果。也应多喝温开水，不宜吃糖果、饼干等甜食。

● 痉挛的食疗方法

孕妈妈日渐增大的子宫很容易压迫血管及神经，使腿部血液循环不良，出现痉挛的现象，这是妊娠中后期常见的症状。孕妈妈在饮食方面要保持营养均衡，多摄取富含钙、钾、镁的食物，如牛奶、虾皮、豆腐、蔬菜等。

● 静脉曲张的食疗方法

由于增大的胎儿对血管的压力越来越大，而需要供应的血液越来越多，加上激素让血管肌肉松弛，

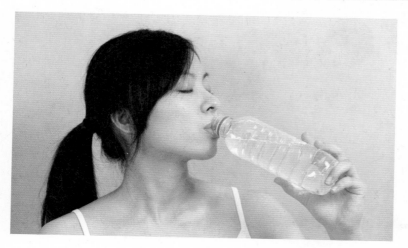

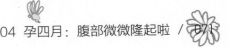

孕妈妈很容易患有静脉曲张。平时注意不要站或坐太长的时间，每天至少散步20分钟。还可以在每天早上饮用一杯加有1匙亚麻籽的麦片，能促进血液循环。

● 恶心呕吐的食疗方法

在孕初期至怀孕4个月左右，孕妈妈会有不同程度的孕吐现象，且孕吐反应多数在清晨空腹时较重。吃下含较多淀粉及糖分的食物可以减轻孕吐，如饼干、面包、马铃薯等，然后躺半小时左右，再慢慢起床，可有效防止呕吐。

此外，要以少食多餐来代替以往的三餐规律。水分补充对孕妈妈很重要，但不要怕吐，吐了以后再喝，反复几次就不会再吐了。水分的摄取则以两餐之间为佳，并尽量避免在餐中摄入大量流质食物。饮料里还可加少许食盐，以防呕吐造成低钠现象。饮食宜清淡，少吃油腻和太甜的食物，多吃些清淡易消化和营养价值比较高的食物。

◌◌ 多摄入有助于身心愉悦的食物

不好的情绪和心理对孕妈妈和胎宝宝都会产生不良的影响，所以孕妈妈要学会自我调节与放松。下列食物就可以帮助孕妈妈赶走坏情绪。

有助于身心愉悦的食物

大豆	大豆中富含人脑所需的优质蛋白和8种必需氨基酸，这些物质都有助于增强脑血管的功能。身体运行畅通了，孕妈妈心情自然就舒畅了
菠菜	菠菜除含有大量铁元素外，还含有人体所需的叶酸。人体若缺乏叶酸会导致精神疾病，包括抑郁症和阿尔茨海默病等
香蕉	香蕉可向大脑提供重要的物质——酪氨酸，使人精力充沛、注意力集中，并能提高人的创造能力。此外，香蕉中含有可使神经"坚强"的色氨酸，还能形成一种叫作"满足激素"的血清素，它能使人开朗、感受到幸福，预防抑郁症的发生
南瓜	南瓜富含维生素B_6和铁，这两种营养素能帮助身体将所储存的血糖转变成葡萄糖，葡萄糖是脑部唯一的原料
樱桃	长期面对电脑的孕妈妈会有头痛、肌肉酸痛等毛病，可吃樱桃改善这些状况

孕妈妈不宜多吃什么

孕妈妈不宜多吃罐头食品

罐头食品的生产过程中，往往会加入一定的添加剂，如人工合成色素、香精、甜味剂和防腐剂等，这些物质大都是人工合成的化学物质，在正常标准范围内对人影响不大，但在胚胎早期（受孕20～60天），胎儿对一些有害化学物质的反应和解毒功能尚未建立，若这时受到有害物质的影响，则容易导致胎儿畸形。尽管罐头食品中添加剂量不大，但长时间大量食用也会引起慢性中毒，甚至引起流产。

孕妈妈不宜多吃冷饮

多吃冷饮会使胃肠血管突然收缩，胃液分泌减少，消化功能降低，从而引起食欲不振、腹泻，甚至引起胃部痉挛，出现剧烈腹痛现象。同时，孕妈妈的鼻、咽、气管等呼吸道黏膜往往充血并有水肿，太多的冷刺激还会使口腔、咽喉、气管等部位的抵抗力下降，诱发上呼吸道感染或扁桃体炎等。此外，胎儿对冷的刺激也很敏感，当孕期吃冷饮时，胎儿会在子宫内躁动不安，胎动会变得频繁。

孕妈妈不宜多吃桂圆

孕妈妈往往有大便干燥、小便短赤、口干、胎热、肝经郁热等症状，如果这时再食用性热的桂圆，非但不能产生补益作用，反而增加内热，容易发生动血动胎、漏红腹痛、腹胀等先兆流产症状，严重者可导致流产。

孕妈妈不宜过多食用动物肝脏

动物肝脏中含有维生素A，孕妈妈食后可能使胎儿出现畸形。这也是人们初次了解到维生素A与胎儿畸形的关系。有人对20000多名孕妈妈做了调查，她们在孕期内曾摄入过大量维生素A，结果出生的后代有的患唇裂、腭裂以及耳、眼部、泌尿道缺陷，还有极少数患有中枢神经系统或胸腺发育不全等疾病。

孕妈妈如何睡觉

孕妈妈应如何安排自己的睡眠

怀孕4~6个月是孕妈妈身体负担较轻的阶段，在这期间除了避免重体力劳动以外，多数孕妈妈都可照常工作、学习和起居，睡眠时间每晚要保证八九个小时，中午加1小时午睡。

孕妈妈如何提高睡眠质量

保证睡眠质量有不少好办法，如在睡前洗个温水澡；常晒被，使之松软；睡觉时可用棉被支撑腰部，两腿稍弯曲；下肢水肿或静脉曲张的孕妈妈，需将腿部适当垫高；冬天不妨放个暖水袋把被窝弄得暖和些，肩部应该有一背垫塞着，不要使肩部着凉；身体的肌肉应全部放松，这样就很容易睡得酣熟了。

孕妈妈失眠时不要随便吃安眠药，应遵医嘱，最好不要依赖药物。只要找出失眠的原因并在日常生活中注意纠正，睡眠质量是可以得到改善的。另外，白天可做点儿家务活，或做柔软体操，但必须避免过度疲劳。此外，阅读一些报纸杂志，可以调节情绪，或者看看电视、戏剧，也有助于消除疲劳。

孕妈妈睡觉时采取什么姿势为好

孕妈妈睡觉时的姿势很重要。妊娠早期，可以采用自己觉得舒适的姿势，在妊娠中、晚期则要侧卧，最好是左侧卧，避免仰卧。

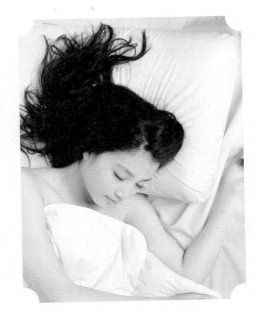

怀孕期间取左侧卧位可以使因妊娠造成的右旋子宫转向前位，以减少因右旋子宫引起的胎位或分娩的异常。还可以避免妊娠子宫对下腔静脉的压迫，增加回心血流量和心血排出量，减少下肢水肿，为子宫和胎盘运输血液，有利于胎儿继续在子宫内生长发育，减少早产率和胎儿宫内生长迟缓等并发症。

运动保健须知

● 孕妈妈运动前要检查身体

一般程度的运动对子宫血液量几乎没有影响，只有剧烈的运动才会使子宫血液量减少约30%。但高危妊娠，尤其是同时还患有高血压、肾炎、贫血等病的孕妈妈由于子宫血流量明显减少，一般孕妈妈可以进行的运动对她们来说就可能会给胎儿带来危险，因此这类孕妈妈不宜经常运动。

所以，孕妈妈如果要进行运动，必须事先检查身体。那种认为进行运动就会平安分娩的想法是片面的，因为运动并非适合每位孕妈妈。

● 运动前的安全措施

慎重选择运动项目

一定要选择那些可以和伴侣或者朋友一起参与的项目。那些剧烈的、易摔倒、易失去平衡或者易损伤腹部的项目都不应参加。

保持体温正常

由于胎儿产生的热量通过孕妈妈的皮肤散发，故孕妈妈的体温比正常值略高，这叫作"健康妊娠玫瑰热"。这种体温的升高表明在运动时孕妈妈将对高热敏感，易疲劳，甚至脱水。

因此，在运动前后和运动过程中，当感到热的时候就要停止活动并且多饮水，每天饮水量不少于2升，喝水不要太急，可多分几次饮用。

● 孕妈妈做体操的好处

专家提倡孕妈妈从怀孕3个月起开始坚持每天做孕妈妈体操，借以活动关节，解除腿部疲劳，减轻腰部的沉重感，使孕妈妈精力充沛，防止由于怀孕期体重的增加和重心的变化等引起肌肉疲劳和功能降低。同时可以松弛孕妈妈腰部和骨盆的肌肉，为将来分娩时胎儿能顺利通过产道等做好准备。此外，如果孕妈妈每天认真坚持做孕妈妈体操，在精神方面也能增强自信。

● 做孕妈妈体操时应注意的事项

1. 从怀孕8周左右开始做，但如有流产征兆时，要遵医嘱。

2. 绝对不要勉强，以不疲劳为宜。

3. 在做体操前，要先排尿、排便。

第16周

带着胎宝宝去旅行

一般来讲，在胎盘尚未发育完全的怀孕初期以及容易发生阵痛与早产的怀孕后期，都不适合去旅行。如果一定要去旅行，最好是选择怀孕16～28周的安定期，而且要做好充分的准备，以保护母胎的安全健康。

旅行前应该到医院检查

旅行是否会对孕妈妈产生不良影响，这要视孕妈妈的身体情况而定。当孕妈妈患有高血压、糖尿病或其他疾病时，则不应该外出旅行。在出发前孕妈妈应该在进行产前检查的医院就诊一次，向医生介绍整个行程计划，然后征求医生的意见，看是否能够出行。医生认为健康状况良好方可旅行，并请医生帮助准备一些必须携带的药品。

做好旅行计划

在旅行之前，要先做好旅行计划。怀孕期间的旅行，应以避免过度疲劳为重要的原则，避免到人多繁闹的地方。在制订旅行计划的时候，行程的安排不宜太过紧凑，而且要避免单独外出，最好是准爸爸陪同。如果到比较远的地方去旅行，中途最好能够休息一个晚上，

乘交通工具应注意的事项

孕妈妈选择交通工具时应有所考虑，交通工具若是震动得非常厉害，就很容易引起早产，因此，要尽量避免搭乘这类的交通工具。搭乘交通工具的时间应尽量缩短，因为孕妈妈长时间采取同样的坐姿会相当痛苦，孕妈妈的座椅应该尽量宽大舒适。

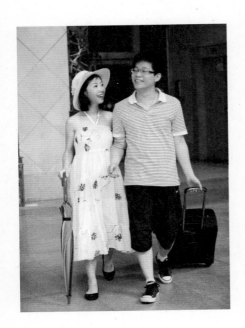

羊膜腔穿刺术

什么是羊膜腔穿刺术

羊膜腔穿刺术是以大约0.6毫米内径的长针，在超声波的引导下，穿过孕妈妈的腹壁，经过子宫壁，到达羊膜腔，然后抽取20毫升的羊水来进行检查。由于胎儿、胎盘、羊膜、绒毛膜和脐带都是由受精卵发育的而成的，经羊膜腔穿刺提取的羊水，再培养羊水中的胎儿细胞就可以诊断胎儿有无染色体异常等现象，还可以通过分析羊水中的酶的活性来判断胎儿有无酶缺性疾病。总之，羊水检查大大降低了一些患遗传疾病及代谢性遗传病胎儿的出生率。

孕妈妈最好在妊娠16～20周进行羊膜腔穿刺术。若在16周以前进行，则容易导致流产，因为此时子宫小，羊水的量比较少；若在22周以后进行，此时羊水中的细胞已经老化，不容易培养存活。

羊膜腔穿刺术的危害

有些孕妈妈担心进行羊膜腔穿刺术时会伤害到胎儿，这个不用担心，因为它是在超声波的引导下进行操作的，不会危害胎儿。但在做羊膜腔穿刺术之前要先用B超做胎儿、胎盘定位，然后避开胎盘，麻醉后再在羊水较多的地方抽取羊水。这种手术可能会导致破水，进而导致流产，这是它最大的危害，这种事故发生率大约为3%。

羊膜腔穿刺术适合的人群

可以考虑做羊膜腔穿刺术的人群有：满35岁以上的孕妈妈、母血筛检显示高危者、超声波检查有异常者、近亲患有唐氏综合征者、曾经生过唐氏综合征胎儿者、曾经生过异常胎儿者以及一些特定基因异常携带者。

此外，有盆腔、宫腔感染的孕妈妈和先兆性流产的孕妈妈不适合做这项检查。

阴道炎的防治

真菌性阴道炎的原因及症状

孕妈妈患真菌性阴道炎的原因是阴道内环境的改变。在妊娠期，由于孕妈妈尿糖含量增高，如果并发糖尿病，尿糖会更高。尿糖的增高会使真菌迅速繁殖，所以孕妈妈特别容易患真菌性阴道炎。

孕妈妈如果患了真菌性阴道炎，会感觉外阴和阴道瘙痒、灼痛，排尿时会感到非常疼痛，同时伴有尿急、尿频。其他症状还有白带增多、呈白色豆渣样或凝乳样、有时稀薄、含有白色片状物等。

真菌性阴道炎的治疗

如果孕妈妈患有妊娠期真菌性

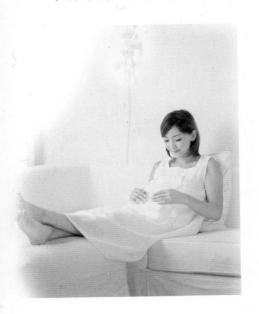

阴道炎时，应及时到医院检查和确诊，遵医嘱进行治疗，以免分娩时感染胎儿。治疗首先要选择正确的药物和用药方法，彻底治疗身体其他部位的真菌感染，注意个人卫生，防止经手指传入阴道的真菌感染，勤换内衣，穿棉质衣服。口服酮康唑和氟康唑有使胎儿畸形的危险，最好采用制霉菌素栓剂和霜剂局部治疗。

滴虫性阴道炎的原因及症状

滴虫性阴道炎是由滴虫原虫引起的，主要是通过性生活来传播的，是生育年龄妇女较常见的疾病，妊娠期也可能患病。患此病后主要表现为白带增多且呈黄色、泡沫状、有异味，炎症严重时，外阴部肿胀呈深红色，且瘙痒、疼痛等。如果此炎症发展到尿管，孕妈妈排尿时就会有疼痛的感觉。

滴虫性阴道炎的防治

为防治妊娠期滴虫性阴道炎，妊娠前，孕妈妈应进行妇科病普查，如发现滴虫，应积极治疗。孕妈妈和准爸爸都要注意个人卫生，预防感染。如果已经感染上滴虫性阴道炎，必须夫妻一起接受治疗。每天睡觉之前清洗外阴后，可将1枚灭滴灵阴道栓剂置于阴道深处。

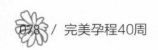

日常生活指南

孕妈妈不宜养宠物

弓形虫病是由刚地弓形虫引发的一种人畜共患疾病，经常会通过猫、狗传染给人类。一旦孕妈妈感染了急性弓形虫病，不管本人是否出现症状，都会通过胎盘传给胎儿，造成流产、早产、死胎和胎儿畸形，亦可导致孩子在儿童期智力低下。

所以，为了优生，准备怀孕或已经怀孕的妇女一定要避免接触猫、狗等宠物，也不要到养动物的朋友家或动物园去玩，一旦接触了宠物，应马上洗手。

孕妈妈不宜住新房

新装修的房屋空气中含有很多化学物质，据有关专家检测，新房含对人体有害的化学物质达500多种。像建筑材料、新家具、油漆、地毯散发的化学物质等，都会给室内环境造成严重的污染，还有陈旧衣物上的霉菌、植物花粉以及排出的二氧化碳等，都会给孕妈妈和胎宝宝的身体带来危害，所以，孕妈妈不宜住新房。

孕妈妈长痘痘了怎么办

怀孕后，大多数孕妈妈会觉得脸上特别油，还有一些孕妈妈的脸上、前胸、后背会出现一些小痘痘。这是因为受激素分泌的影响，皮脂腺分泌量会增加，从而导致毛孔阻塞、细菌滋生，就产生了小痘痘，这是正常的生理现象，孕妈妈不必担心，只要使用以下方法就可解决这个问题了。

1.孕妈妈要保持面部及全身的清洁，洗脸、洗澡时轻轻按摩长痘痘处，使毛孔畅通，还要使用适合自己肤质的洗面奶洗脸。不要用手挤捏痘痘，否则皮肤被手上的细菌感染，会加重毛孔阻塞，使情况变得更严重。

2.合理安排饮食，不要吃辛辣、油炸等刺激性食物，多吃蔬菜和水果。

3.不要随便使用化妆品、护肤品等，也不要用粉底或遮盖霜来掩饰脸上的痘痘，这些都对彻底消除痘痘没有好处。

美好胎教时光

怀孕第4个月时，胎儿对来自外界的声音、光线、触动等单一刺激反应更为敏感。可以说，这个时期，是对胎儿进行胎教的最佳时期。

音乐胎教

音乐胎教是胎教的一种重要方式，其作用不可替代。音乐胎教既能够促进胎儿的听力和大脑发育，又能陶冶孕妈妈的情操，令孕妈妈心情愉悦，从而促进细胞的新陈代谢，改善胎盘供血情况，使胎儿能从母体中获得更多的有益成分。

胎教音乐的节奏宜平缓流畅，可以不带歌词，曲调应选悠扬动听、轻柔抒情，乐曲的基调应温柔甜美。孕妈妈亲自哼唱歌曲也会有很好的效果。

给胎儿听音乐的时间不宜太长，刚开始以3～5分钟为宜，随着胎儿对音乐胎教的逐渐适应和听觉不断发育，可将时间慢慢延长，但注意不宜超过12分钟。

对话胎教

妊娠第4个月的胎儿，已经产生最初的意识，如果胎儿通过听觉和触觉感受到来自父母的呼唤，对促进胎儿的身心发育是十分有益的。父母应抓住这一时机与胎儿进行对话，这是一种积极有效的胎教手段。

对话可从本月开始，要求父母双方共同参与，每天定时刺激胎儿，每次时间不宜过长，几分钟足够。对话的内容可以是问候，也可以是聊天，还可以讲故事，或是唱童谣。心里可想象双手真的触摸在可爱的小宝宝身上，怀着一种喜悦和幸福感，深情地默想或轻轻说出"小宝宝，妈妈好爱你""快快长大，聪明可爱的小宝贝"等。

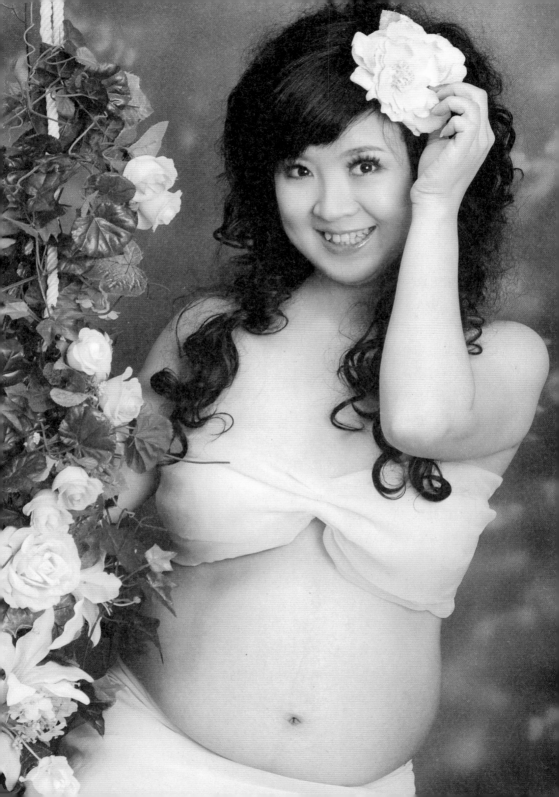

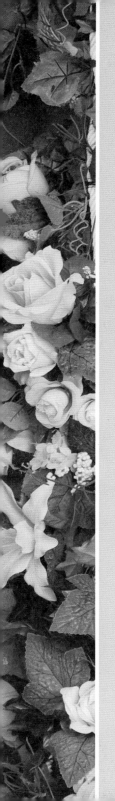

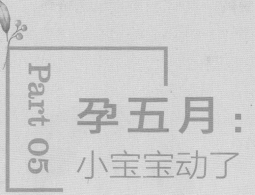

Part 05

孕五月：
小宝宝动了

　　胎动越来越明显了，腹中的小宝贝用最直接的方式告诉孕妈妈他的存在，他在孕妈妈的腹中蹬腿、伸懒腰、打哈欠，甚至翻跟头。小宝贝已经开始显露出他调皮的天性。

　　与此同时，他也在迅速地成长，孕妈妈的腹部也日渐"显山露水"。所以，从本月起，孕妈妈除了继续补充必要的营养之外，也要注意适当控制体重了。

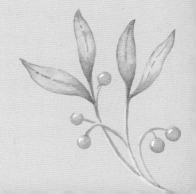

第17周

🐾 胎宝宝的奇妙变化

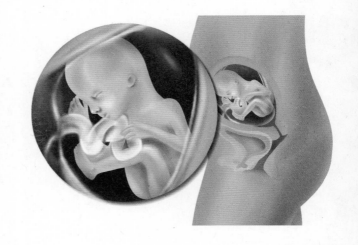

此时胎宝宝的身长约25厘米，体重约250克，四肢都发育良好，听觉器官在进一步发育，也开始长头发、指甲了。由于骨骼和肌肉的形成，胎宝宝已经可以在子宫内伸手、踢脚，让妈妈感受到自己真实的存在。

胎宝宝手指和脚趾的肉垫已经形成了，薄薄的皮肤下面可以清晰地看见血管呢！胎宝宝的躯干、肢体都发育得越发完善，整体的形状和比例也逐渐形成。

此时，胎宝宝的活动越来越频繁，小胸脯也会时不时地起伏，这是呼吸的表现，但这时他呼吸的可不是空气而是羊水呢！胎宝宝开始能吞咽羊水，肾脏已能够制造尿液，别担心羊水会被宝宝的尿液弄脏，羊水每3小时就会更新一次。

🐾 孕妈妈的变化

进入妊娠第五个月了，孕妈妈在外形上已经出现了明显的变化。下腹部出现了明显的隆起，整个身体变得更加丰满了。

由于孕激素的大量分泌，刺激着乳腺腺泡的发育，加上垂体生乳素等的作用，乳房在继续增大，乳晕着色加深、体积变大。随着胎儿的不断增大，子宫体积也在迅速增大，通过自己的抚摸，孕妈妈能感受到子宫底的位置。

伴随早孕反应的结束，孕妈妈的身心也都进入了安定的状态。皮下脂肪的堆积和体重的增加，让孕妈妈的身体变得圆润。而为了维持身体的平衡，孕妈妈会出现姿势的改变，开始腆起肚子，保持腰部略凹陷的姿势。

孕妈妈的饮食原则

孕五月的饮食原则

怀孕的第5个月，是胎儿大脑开始形成的时期，所以孕妈妈在这个时期应该注意从饮食中充分摄取对脑发育有促进作用的营养物质，以利于胎儿脑组织发育。核桃、花生、松子、板栗等，这些既可食用又可做种子的坚果具有加速脑细胞的分裂、增殖的作用，孕妈妈应该从此时起大量食用。有些食物对胎儿的大脑发育有害，应尽量避免过多地摄入，如精白砂糖、黄油等。

此时胎儿各部位的器官组织在不断地完善和发育，因此需要大量的、多样的营养素，孕妈妈的饮食必须保证充足的蛋白质、糖、脂肪、水分、维生素D、钙、磷、铁等营养物质。

孕妈妈早、晚进食宜平衡

孕妈妈除日常工作外，更重要的一项任务，就是要供给胎儿营养。孕妈妈每天要保证吃早餐，若胃口不佳，可以早点儿起来，在吃早餐前活动一下，以此来激活器官功能，促进食欲。晚餐进食则宜少，并且以清淡为主，这样有助于消化。

一天的饮食安排

◎早餐
主食：牛奶250毫升，奶油面包或小牛肉包子5个（量约150克）。
副食：清淡炝菜，五香鸡腿，时令水果100克。

◎午餐
主食：米饭2小碗，白面豆包（量约150克）。
副食：芹菜炒牛肉（精牛肉200克、芹菜100克），瘦肉焖香菇（猪瘦肉150克、鲜香菇250克、木耳100克），蔬菜营养汤2小碗。葡萄150克。

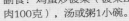

◎晚餐
主食：米饭2小碗或小花卷2～3个（量约150克）。
副食：鸡蛋炒菠菜（菠菜250克、鸡蛋1个），青椒肉丝（青椒250克、瘦猪肉100克），汤或粥1小碗。

第一次胎动

什么是胎动

胎动是胎儿在孕妈妈子宫内活动的表现，它可以使母体感觉到有冲撞，一般发生于怀孕的第2个月，但大多数孕妈妈在第5个月才能感觉得到。每个孕妈妈对胎动的感觉不一样，有的感觉腹部有小东西来回蹿动，有的则感觉腹部被顶了几下或是鼓了几下。胎动在刚开始时并不明显，但会慢慢地越来越频繁，直到胎宝宝将近足月时会因为胎宝宝体形增大、羊水减少、活动空间变小而减少。

计数胎动的意义

胎动是显示胎宝宝生命活力的重要标志，准爸妈们可以根据胎动的次数、快慢、强弱等来判断胎宝宝的安危。胎动正常表示胎盘功能良好，胎儿发育健全，小生命在子宫内愉快健康地成长着。如果1小时内胎动少于3次，或12小时内胎动少于15次，往往就表示胎儿在子宫内缺氧，准确率可达80%，此时孕妈妈千万不能掉以轻心，应及时请医生诊治。

胎动的计数方法

胎儿有时候比较活跃，有时候则比较安静，从妊娠28周以后，孕妈妈可在每天上午8~9点，下午1~2点，晚上8~9点，各计数胎动1次，每次计数1小时。3次测得的胎动次数相加后再乘以4，就是当日12小时的胎动数。要准确无误地记录下来。如果每天测3次有困难，而只能测1次，最好选择在晚上测，但时间要固定。

测定结果判断

12小时的胎动总值在30~40次表示胎宝宝成长状态良好，若少于20次就意味着胎儿在子宫内缺氧，10次以下要引起高度重视。还有一种子宫内缺氧的表现，就是孕妈妈在一段时间内感到胎动得特别频繁，此时应立即去医院检查。如果孕妈妈感觉到胎动显著减少甚至停止时，这往往意味着胎宝宝有危险，也应立即入院检查。

孕妈妈宜进行的测量

在怀孕期需要进行的测量包括：身高的测量、体重的测量、腹围的测量、宫高的测量及骨盆外测量等。

测量的目的

腹围的测量是为了查看胎儿是否在按部就班地正常成长。按怀孕周数的比率，腹围过大时，可能是双胞胎或羊水过多症等。

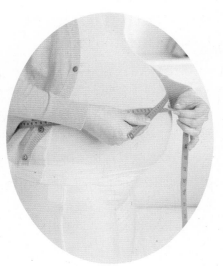

宫高的测量是为了观察胎宝宝发育与孕周是否相符。若发现宫高间隔在两周都没有变化，则需要到医院进行检查。

骨盆外测量可以判断能否自然分娩。但也不能说骨盆狭小的人就一定不能自然分娩，如果胎儿的头不是很大，自然分娩也不成问题，因此不要只看数字就悲观。

测量腹围的方法

腹围的测量一般从孕20周开始，每4周测量1次；怀孕28～35周则需每2周测1次；怀孕36周以后则需每周测量1次。测量时，先让孕妈妈排尿后平卧在床上或站直，然后家人用软尺绕腹围一周，这一周的长度就是腹围，再将测量的结果记录下来后与孕周标准相比较。测量时要注意软尺要经过肚脐，但软尺也不能勒得太紧。

测量宫高的方法

妊娠期间，孕妈妈子宫的增大有一定规律性，表现为宫底升高，腹围增加。因此，从宫高的增长情况也可以推断妊娠期限和胎儿发育情况。

测量宫高的时间与测量腹围的时间相同。测量时，首先让孕妈妈排尿后平卧在床上，然后家人用软尺测量耻骨联合上缘中点至子宫底部最高点的距离，此距离即为宫高，它反映子宫纵径长度。最后将测量的结果记录下来，以便观察。

测量骨盆外的方法

骨盆外测量就是用骨盆仪测量骨盆的入口、出口和直径的尺寸，由此得知产道的大小，初产孕妈妈是特别需要这项测量的。

孕妈妈正确做家务

孕妈妈应避免做的家务劳动

妊娠后不宜长期卧床休息，应坚持一般日常工作及家务劳动，只要不觉得累，可以像平时一样。但因妊娠后身体随时都在变化，行动也越来越不方便，因此，干家务活要适可而止，有的活动要避免才对，同时应注意以下几点：

1.不要登高打扫卫生，也不要在扫除时搬抬重的东西。这些重物既危险又压迫腹部，必须注意。拖地时，不能弯着身子，因为弯着身子会令胎宝宝受压，容易导致流产。冬天在寒冷的地方打扫卫生时，千万不能长时间和冷水接触，因为身体着凉也容易导致流产。

2.在庭院里除草一类的活不要干，因为长时间蹲着会使盆腔充血，容易导致流产。

3.不能直接打扫灰尘，因为尘埃中存在一些致敏源，可能会使孕妈妈出现过敏反应。正确方法是戴口罩进行打扫，这样可以减少有害物质的吸入。

孕妈妈洗衣服时应注意的事项

洗衣服是每个家庭必不可少的家务，不过，如果孕妈妈洗衣服的话，应该注意如下几点：

1.洗衣时尽可能用温水，尤其在冬春季时。

2.洗衣服时姿势要稳，不宜采取蹲位，以免压迫胎儿，影响其血液循环。洗衣服时用力不宜过猛，切忌用搓板顶着腹部，以免胎儿受压。

3.洗衣服最好用肥皂，不宜用洗衣粉，尤其在早孕阶段，因为洗衣粉中含有可损害受精卵的化学物质。

4.晾衣服时动作宜轻柔，将晾衣绳置低一些，避免孕妈妈向上伸腰，不慎造成伤害，发生意外。

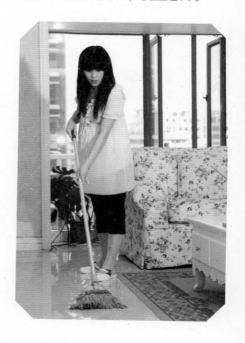

第18周

孕中期的B超检查

B超检查的目的

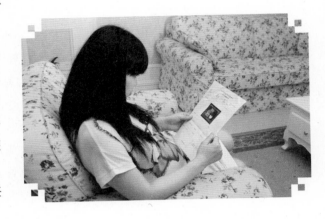

B超检查是为了查看胎宝宝的生长情况、判断胎宝宝有无先天性缺陷和观察胎宝宝在子宫内的安危。对怀孕早期阴道流血者，需做B超检查以确定胚胎是否存活、能否继续妊娠、有无异常妊娠等情况。

B超检查是否会伤害到胎宝宝

大多数专家认为B超检查对胎儿没有肯定的伤害，至今尚没有B超检查引起胎儿畸形的报道。但也有少数专家指出，B超是一种高强度脉冲超声波，有很强的穿透力，对处于敏感期的胚胎和胎儿会产生一定的不良反应。有些国外专家根据实验证明，B超对女婴的卵巢可能有影响，有可能影响将来卵巢所承担的生育和调节月经的功能。不管怎样，为保险起见，孕妈妈做B超检查时间不宜过早。超声波对胎龄越大的胎儿影响越小，因此，怀孕18周以内的孕妈妈最好不要做B超检查。

孕期B超检查的时间安排

一般情况下，正常的妊娠B超检查次数最好不要超过3次。第一次B超检查时间最好安排在妊娠18～20周，在这一期间，胎儿的各个脏器已发育完全，B超检查可查看到每一个重要的脏器有无异常等，还可确定怀的是单胎还是多胎，对母亲身体的影响也较小。第二次B超检查时间最好安排在孕28～30周，此时做B超的目的是为了了解胎儿发育情况，是否有体表畸形，还能对胎儿的位置及羊水量做进一步了解。最后一次B超检查的时间最好安排在孕37～40周，此时做B超检查的目的是确定胎位、胎儿大小、胎盘成熟度、有无脐带缠颈等，进行临产前的最后评估。

拒绝妊娠纹

不知从何时开始，孕妈妈发现自己的肚皮中间出现了一条小小的细纹。到本月，这条细纹突然增粗增黑，看上去丑陋无比。这就是孕期美丽杀手——妊娠纹。

怀孕时，肾上腺分泌的类皮质醇数量会增加，使皮肤的表皮细胞和纤维母细胞活性降低，以至真皮中细细小小的纤维出现断裂，从而产生妊娠纹。孕中晚期，胎儿生长速度加快或孕妈妈体重短时间内增加太快，肚皮来不及撑开，就会造成皮肤真皮内的纤维断裂，从而产生妊娠纹。

妊娠纹的常见部位在肚皮下、胯下、大腿、臀部，皮肤表面出现看起来皱皱的细长形痕迹，这些痕迹最初为红色，微微凸起，慢慢颜色会由红色转为紫色，产后再转为银白色，形成凹陷的疤痕。妊娠纹一旦产生，将会终生存在。避免体重突然增加、适当的运动与按摩，是避免妊娠纹产生的最有效的方法。

如何预防妊娠纹

1.孕妈妈在孕前就应注意身体运动，特别是腹部的锻炼，如仰卧起坐、俯卧撑等。女性经常做这种锻炼，大多在孕期不会出现妊娠纹，即使有也较轻微。

2.按时作息，帮助身体建立规律的新陈代谢，有助于增加皮肤弹性。

3.涂抹妊娠纹乳液。从怀孕初期到产后3个月，每天早晚取适量抗妊娠纹乳液涂于腹部、髋部、大腿根部和乳房部位，并用手顺时针打圈轻轻按摩以帮助吸收，这样可减少妊娠纹的产生。即使产前没有妊娠纹的孕妈妈也同样不能省去这个步骤，因为有些细微的妊娠纹在产后反而会跑出来。

4.要控制体重的增长，一般情况下，孕妈妈整个孕程体重增长应控制在11～14千克，每个月增加的体重不宜超过2千克。

孕妈妈宜吃什么

孕妈妈宜吃萝卜

萝卜富含木质素，能够大大增强身体内巨噬细胞的活力，从而吞噬癌细胞。同时，萝卜中含钙、磷、铁、糖化酶及维生素A、维生素B_1、维生素B_2、叶酸等营养素，有益于妊娠。白萝卜所含维生素C比苹果高6倍。胡萝卜富含维生素A，可以防治夜盲症及胆结石。萝卜中的糖化酶能够分解食物中的淀粉及脂肪，有利于人体充分吸收。

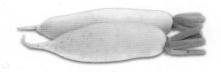

孕妈妈宜吃菜花

孕妈妈经常吃菜花有利于健康。菜花含有丰富的维生素K、蛋白质、脂肪、糖类、维生素A、B族维生素、维生素C及钙、磷、铁等营养素。

菜花还有很好的药用价值，常吃可防治疾病。它能增强肝脏的解毒能力及提高机体的免疫力，预防感冒，防治维生素C缺乏症等疾患。用菜花叶榨汁煮沸后加入蜂蜜制成糖浆，能够止血止咳、消炎祛痰、润嗓开音，而且还能预防新生儿颅内出血、皮下出血、上呼吸道感染。孕妇在孕期常吃些菜花，能够预防产后出血及增加母乳中维生素K的含量。

孕妈妈宜吃樱桃

樱桃味道酸甜，可促进食欲，其营养价值也非常高，含有丰富的铁元素，利于生血，并含有磷、镁、钾，其中维生素A含量比苹果高出4~5倍，是孕妈妈、哺乳中妇女的理想水果。

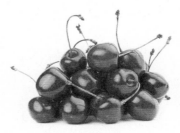

孕妈妈宜吃核桃

核桃的营养价值和药用价值都很高。100克核桃仁可产生2000多焦耳热量，是同等重量粮食所产热量的2倍，每千克核桃仁相当于5千克鸡蛋和9升鲜牛奶的营养价值。核桃仁中的不饱和脂肪酸含量高，有降低血中胆固醇的作用，其中的亚硝酸还是理想的肌肤美容剂。核桃仁中的磷脂具有增长细胞活力的作用，可提高脑神经功能，并可促进造血功能和伤口愈合。

孕妈妈家居生活注意事项

孕妈妈阑尾炎的防治

孕妈妈一旦有腹部疼痛等可疑症状时，千万不能大意，应及时到医院检查。如果确诊为阑尾炎，就要马上考虑选择治疗方法。

妊娠期阑尾炎的治疗原则是：一经确诊，为防止炎症扩散，在给予大剂量广谱抗生素的同时，要尽快施行手术治疗。对高度可疑病人，也可行剖腹探查，目的是避免病情迅速发展。一旦并发阑尾穿孔和弥漫性腹膜炎，对母婴均会造成严重后果。

孕妈妈居室不宜摆放过多花草

孕妈妈的卧室里摆放的花草不宜过多，因为有些花草会引起孕妈妈和胎宝宝的不良反应，如万年青、五彩球、洋绣球、仙人掌、报春花等。还有一些具有浓郁香气的花草，如茉莉花、水仙、木兰、丁香等会引起孕妈妈嗅觉不灵、食欲不振，甚至出现头痛、恶心、呕吐等症状。

此外，花草在阳光下吸进二氧化碳，释放氧气，可是在夜间花草则是吸进氧气，放出二氧化碳，出现在夜间与人争夺氧气的现象。因此，孕妈妈的室内即使养了少量花草，夜间也要搬出室外。

孕妈妈不宜久坐久站

孕妈妈不宜长时间站立或一直坐着。这是因为妊娠时子宫和卵巢的血容量增加，以至下肢静脉回流受到影响，增大的子宫压迫盆腔内静脉，阻碍下肢静脉的血液回流，如果孕妈妈久坐久站，势必加重阻碍下肢静脉的血液回流，使静脉曲张更为严重。只要孕妈妈注意平时不要久坐久站，也不要负重，就可避免下肢静脉曲张。

第19周

👣 妊娠斑如何应对

▪ 症状及原因

由于激素变化促进色素沉着，大部分孕妈妈乳头、乳晕、腹部正中等部位的皮肤颜色会加深，出现黄褐斑、雀斑，还有蝴蝶形的蝴蝶斑，又称"妊娠斑"，主要分布在鼻梁、双颊、前额等部位。如果怀孕之前就有斑点，那么孕期无疑会加重。正常情况下，产后3~6个月妊娠斑就会自然消失。

▪ 生活调理

注意防晒，尽量避免阳光直射，外出时记得戴上帽子和使用遮阳伞，随时涂防晒霜。

不要用碱性肥皂，以防皮肤干燥。保证充足的睡眠，精神愉快。

▪ 饮食调理

◎孕妈妈应多摄取含优质蛋白、维生素C、B族维生素丰富的食物。

◎多吃能直接或间接合成谷胱甘肽的食物，如番茄、洋葱等。这些食品不仅可减少色素的合成和沉积，还可使沉着的色素减退或消失。

◎食用含硒丰富的食物，如鸡蛋白、动物肝肾、海产品、葡萄干等。

硒是谷胱甘肽过氧化物酶的重要成分，不仅有预防和治疗黄褐斑的功能，还有抗癌作用。

◎多吃富含维生素C的食物，如鲜枣、柑橘、柠檬、绿色蔬菜等。维生素C能抑制皮肤内多巴醌的氧化作用，使深色氧化型色素还原成浅色氧化型色素。

◎常吃富含维生素E的食物，如卷心菜、菜花、海藻、豆类等。可减缓皮肤的衰老。

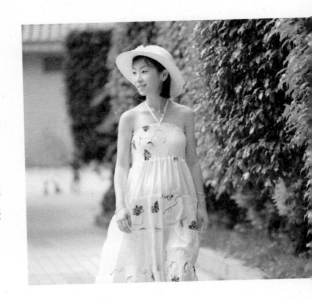

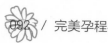

孕妈妈游泳好处多

游泳对孕妈妈的好处

游泳时的呼吸运动和肌肉用力等情况和孕妈妈分娩时很相似，许多国外专家研究发现，职业游泳女教练和在热带地区经常游泳的女性，以及长期从事水上作业的女性，在怀孕后经常游泳，分娩时大多顺产。研究人员还开办了一所孕妈妈游泳训练学校，结果发现凡参加过游泳训练的孕妈妈，在分娩时很顺利，同时分娩时间缩短一半，并且有些胎位不正常的孕妈妈在训练中恢复了正常。

孕妈妈游泳的最佳时间

对于身体素质好的孕妈妈来说，运动后却可以增进机体的新陈代谢，促进盆腔的血液循环，这是因为胎儿一般具有很强的忍耐力。孕妈妈游泳宜安排在孕5月至孕7月之间，游泳时，要选择子宫不易紧张的时间，即上午10点至下午2点。这个时期孕妈妈的身体状态是相当不错的。

孕妈妈游泳时应注意的事项

孕妈妈在游泳时，首先要学会全身放松和漂浮在水面上的方法。因为分娩要重复全身紧张和放松的运动，如果能学会全身放松，对生产过程很有帮助。水温要适宜。下水之前，一定要量血压、测脉搏，检查合格的孕妈妈在水温29~31℃，并有专门教练指导的条件下，才能下水游泳。每次游泳时间一般不宜超过1小时，大致游300~400米即可。

此外，孕妈妈若孕期未满4个月，或者有流产、早产、死胎病史，或有阴道出血、腰部疼痛、妊娠高血压等症状时不宜参加游泳，妊娠晚期及心脑病患者也不可游泳。

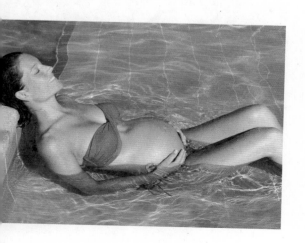

孕妈妈保健事项须知

孕妈妈腹泻要及时治疗

如果妇女妊娠后每日大便次数增多，便稀并伴有肠鸣或腹痛，这就是发生了腹泻。腹泻对孕妈妈不利，腹泻常见的原因有肠道感染、食物中毒性肠炎和单纯性腹泻等。对于轻度单纯性腹泻，一般服用止泻药即可治愈，对孕妈妈不会造成多大损害。因肠道炎症引起的腹泻，大便次数明显增多，容易引发子宫收缩，引起流产；细菌性痢疾感染严重时，细菌内毒素还可波及胎儿，导致胎儿死亡。因此，孕妈妈一旦发生了腹泻，应尽快查明原因，进行妥善、及时的治疗。

发生羊水栓塞的原因

羊水栓塞是指在分娩过程中羊水进入血液循环中，引起肺栓塞、休克和弥散性血管内凝血所致的出血等一系列严重症状的综合征。

1.羊水栓塞可见于宫缩过强甚至呈强直性宫缩者，亦可由于缩宫素应用不当引起。

2.凡能引起子宫血管开放的因素，均有可能导致羊水栓塞症，如宫颈裂伤、子宫破裂、剖宫产、前置胎盘、胎盘早剥、大月份流产钳刮术等。

3.死胎不下可增加羊水栓塞的发病率。巨大儿、滞产及过期妊娠等也较易诱发羊水栓塞症，这与产程较长、难产较多、羊水浑浊、刺激性强有一定关系。

羊水栓塞的预防

孕期达5个月后可自己感觉到胎动，如果孕期已超过5个月，还未感到胎动，应立即去医院检查，看是否有胎儿宫内窒息的现象。

认真做好产前检查，记好预产期，尽量避免过期妊娠。胎儿到了预产期已成熟，且其代谢产物是直接排入羊水中，胎儿在宫内停留的时间越长，羊水内的代谢产物就越多。孕妇在分娩过程中出血较多，羊水内容物可顺着这些血管的破口处进入母体的血液循环，导致羊水栓塞的发生。

孕妈妈发生坐骨神经痛怎么办

发生坐骨神经痛的原因

在妊娠期间，大多数孕妈妈会出现坐骨神经痛症状，主要是腰腿痛，这是由腰椎间盘突出引起的。怀孕后内分泌的改变使关节韧带变得松弛，从而为胎儿娩出做准备，但腰部关节韧带或筋膜松弛，稳定性就会减弱。另外，怀孕时增大的子宫向前凸出，体重的增加也加重了腰椎的负担，为了保持身体平衡，孕妈妈的肩、胸微后仰，若发

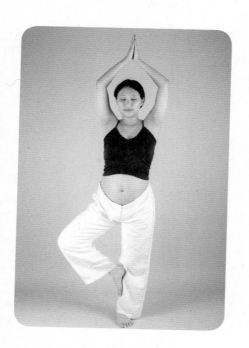

生腰肌劳损和扭伤，就很有可能导致腰椎间盘突出，而形成压迫坐骨神经起始部位，引起水肿、充血等病理改变。

如何减轻坐骨神经痛

很多治疗腰椎肩盘突出的方法都不适用于孕妈妈，如活血化瘀的中成药或膏药会影响胎儿，佩戴腰围会限制腹中胎儿活动，不利于胎儿发育等。孕妈妈可以采取以下措施来减轻坐骨神经痛。

1.孕妈妈应注意不能劳累，要睡硬板床，休息时在膝关节下方垫上枕头，使髋关节、膝关节屈曲，以减少腰部后伸，使腰背肌肉、韧带、筋膜得到充分休息。

2.当孕妈妈发生疼痛时，可以用热水袋、热毛巾等来进行热敷。

3.不要站立或坐太久，坐时可以将靠垫垫在腰部、背部或颈后位置，每工作1小时就应当活动活动，休息10分钟。

4.每周可以在家练习几次瑜伽，还可以在家做做按摩操。

此外，为了减少分娩时的痛苦和困难，可选择剖宫产。分娩后，腰椎间盘突出常能缓解，如不缓解，可以采取常规的治疗方法。

第20周

适合孕妈妈居住的环境

孕妈妈的居住环境应该保证安静舒适、清洁卫生，有良好通风设施以及清新的空气，这些有助于孕妈妈轻松悠闲地度过孕期。

整洁通风的房屋

居室不要求豪华漂亮，但必须要有良好的通风设施，室内应整齐清洁、舒适安静。另外，孕妈妈要避免住新装修的居室，因为居室装修后所散发的气味会严重影响孕妈妈和胎宝宝的健康。

适宜的温度

孕妈妈居室的室温最好保持在20～22℃。夏天室温高，可开窗通风，亦可使用电扇，但不能过凉或对着电扇直吹，以免患感冒或生病。冬天以暖气取暖调节室温，即使在冬天，也不要忘记定时开窗使空气流通。

适宜的湿度

居室最好的空气湿度以50%为宜，若相对湿度太低，会使人觉得口干舌燥、喉痛、流鼻血等。调节的方法有在暖气上放水槽，室内摆水盆，或往地上喷洒水、用半干的拖把拖地等。若湿度太高，则室内潮湿，衣服、被褥发潮，会引起消化功能失调、食欲降低、肢体关节酸痛、水肿等。调节办法是移去室内潮湿的东西，或打开门窗通风换气，以散发潮湿的空气。

居室的色彩

居室的色彩搭配应以温和清新为主，可采用乳白色、淡蓝色、淡紫色、淡绿色等色调，可使孕妈妈内心的烦闷很快消除，心情趋于平和、安详。

如果孕妈妈是在紧张、繁忙、技术要求高的环境中工作，家中不妨用粉红色、橘黄色、黄褐色进行布置。因为这些颜色可使孕妈妈神经得到松弛，体力得到恢复，有利于胎儿大脑的发育。

孕妈妈不宜吃什么

孕妈妈不宜多吃菠菜

研究表明，菠菜含有大量的草酸，而草酸对锌、钙等微量元素有着不可低估的破坏作用。钙和锌是人体不可缺少的营养素，如果被草酸大量破坏，就会使孕妈妈体内缺钙缺锌，从而导致孕妈妈食欲下降、味觉下降。可将菠菜入沸水中焯烫后再如常法烹饪，这样可去除一部分草酸。

孕妈妈要少吃山楂食品

就山楂来说，无论是鲜果还是干片，虽然酸甜可口，但孕妈妈不宜多吃。现已证明，山楂对孕妈妈的子宫有兴奋作用，可促使子宫收缩，倘若孕妈妈过量食用山楂食品，就有可能刺激子宫收缩，甚至导致流产。尤其是过去有过自然流产史或是怀孕后有先兆流产症状的孕妈妈，更要格外注意，不要食用山楂食品。

孕妈妈不可多食甘蔗

孕妈妈不可多食甘蔗。因为甘蔗中含有大量蔗糖，在体内消化分解后，会使人体内糖浓度增高。当血糖超过正常限度时，则会使体内的酸性代谢产物过多，使孕妈妈的血液变成酸性，容易导致胎儿发生畸形，即使娩出后婴儿正常，也有可能在成年后诱发糖尿病。

孕妈妈不宜多食苦瓜

中医学认为，苦瓜具有清热消暑、养血益气、补肾健脾、滋肝明目的功效，但是，苦瓜性寒，脾胃虚寒者不宜多食。此外，苦瓜含有奎宁，奎宁会刺激子宫收缩，容易引起流产，所以孕妈妈不宜多吃苦瓜。虽然奎宁在苦瓜中的含量很少，孕妈妈适量吃点儿并无大碍，但是为了保险起见，孕妈妈还是少吃苦瓜为妙。

孕妈妈多做伸展运动

伸展运动的好处

伸展运动是锻炼开始和结束的重要组成部分。它能够帮助孕妇缓解某些常见的妊娠不适，如腿脚抽筋等。但是，在做伸展活动之前，先要柔和地活动肢体。

上臂的伸展

两脚分开与肩同宽，收腹，向上伸右臂，后屈右肘关节，手指伸达两肩胛骨之间。左手放在右肘关节上，轻轻向后拉右肘。坚持一段时间，直到右侧背部感到有牵拉感为止。然后复原，再用左臂重复进行同样的动作。

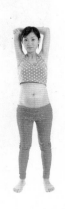

胸部的伸展

坐在地板上，两腿轻松交叉，手放在肩部，使腹部肌肉拉紧，脊柱伸展，两肘关节向后拽，两肩胛骨向中线靠拢。坚持一段时间，直到胸部有牵拉感为止。如果需要，可反复进行。

腰部的伸展

两脚分开与肩同宽，膝部微屈，左手卡腰，向上伸右臂至头顶上方，身体向左弯，幅度超过左肘关节，保持一段时间，直到感到有牵拉感为止，然后复原。再换右侧做同样动作，并反复几次。

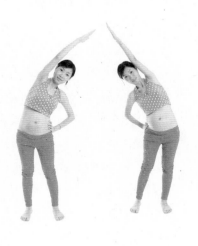

小腿的伸展

两脚稍微分开，右脚后退一步，左膝稍弯曲，上身稍微向前倾斜，直到右腿肚有牵拉感，然后复原。如果腿肚牵拉感不明显，则向后移动一下右脚。再换左脚，反复进行。

腿部的伸展

坐在地板上，双腿前伸，把右脚放在左膝上。轻轻屈左膝，向躯体侧滑动右脚，保持腹部肌肉拉紧。保持一段时间，直到右大腿和右侧臀部感到有牵拉感为止。然后复原，再换另一侧重复进行。

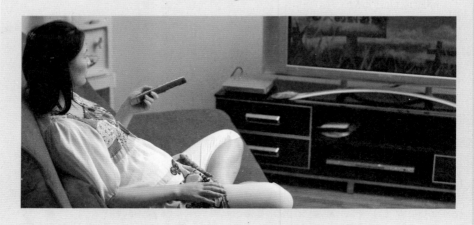

孕妈妈与电视

看电视对胎儿的影响

妻子怀孕后，做丈夫的大多会主动承担许多家务劳动，妻子回到家里，无事可做，多数时间便待在电视机前看电视，以消磨时间。其实这种做法对胎儿是很不利的。

看电视久坐会影响下肢血液循环，加重下肢水肿，更易导致下肢静脉曲张，电视中的紧张情节和惊险场面，对孕妈妈来说，可以称为劣性刺激，有碍优生，而且看电视睡得过晚，会妨碍孕妈妈的睡眠和休息，这一切对孕妈妈和胎儿都不利。

看电视时应注意的事项

1.孕妈妈每次看电视的时间不宜超过2小时，中途要稍稍休息几分钟。

2.看电视时应尽量远离电视，离开的距离应大于5个屏幕的对角线。

3.不要看一些紧张、惊险的动作片，应主要以娱乐消遣为主，以免影响孕妈妈的情绪。

4.看电视时要开启门窗，保持空气流通，并且严禁周围有吸烟者，以免使孕妈妈被动吸烟，看过电视后，不要忘记洗脸。

美好胎教时光

正确给胎宝宝讲故事

选好故事书。幼儿画册色彩丰富、富于幻想、多为儿语，是较为合适的胎教书，能唤起孕妈妈的幻想、给孕妈妈以幸福感和希望。讲故事时，孕妈妈应采取舒服的姿势，吐字清晰、声调缓和、充满感情地讲。因为胎宝宝真的在听，在用心地感受。

讲你感兴趣或擅长的。除了童话，孕妈妈还可以给胎宝宝讲生活中的一切。在现实生活中，越熟悉的事物你讲起来会越轻松，越容易带有感情色彩。

剔除不美好的部分。孕妈妈要把残酷和恐怖的场面删掉，因为让没有丝毫心理防备的胎宝宝感到恐惧，会给他的健康发育带来不好的影响。

陪宝宝一起做游戏

从这个月起，可以开始同胎儿玩"踢肚游戏"了。当发现胎儿踢肚子时，孕妈妈轻轻拍打几下被踢部位，一两分钟后，胎儿会在拍打部位再踢。此时孕妈妈可以改变部位，在另一处轻轻拍打腹部几下，注意改变的部位离上一次被踢部位不要太远。一两分钟后，胎儿也会跟着踢改变后的部位。这样的游戏每天进行2次，每次数分钟，有助于孩子出生后站、走的发展。

多散步、多抚摸小宝贝

我们知道，散步是孕妈妈最好的运动方式，在散步的同时，还可以进行对话胎教和爱抚胎教。散步的时候，孕妈妈不时给胎儿讲有趣的故事或周围环境的变化等，可使胎儿从母体中就能了解外面的世界。研究发现，胎儿的大脑和皮肤有着密切的联系，因此刺激胎儿的皮肤也可以促进胎儿大脑的发育，刺激胎儿皮肤最好的方法便是有规律地抚摸子宫，所以孕妈妈要经常抚摸肚子。

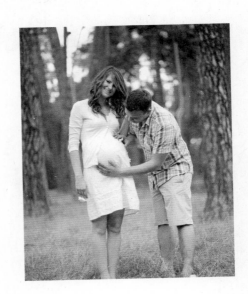

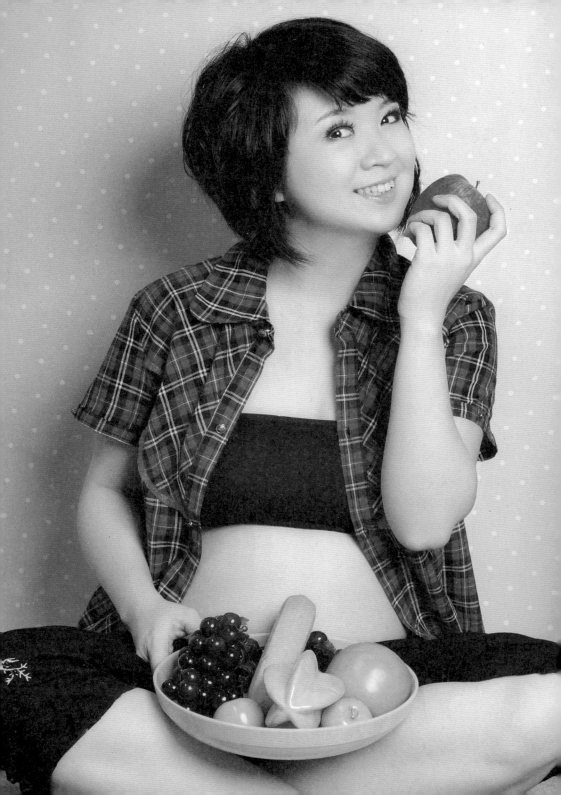

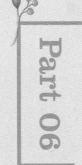

Part 06

孕六月：
我是幸福的孕妈妈

　　看着镜中的自己，孕妈妈是不是都要认不出了，摸着渐渐隆起的肚子，想着里面孕育着一个小生命，相信内心都忍不住要惊叹吧！此时孕妈妈子宫底高度为18～20厘米，肚子越来越凸出，接近典型孕妈妈的体形，体重急剧增加。由于长大了的子宫压迫各个部位，使下半身的血液循环不畅，为此下半身容易疲劳，而且疲劳很难解除，有时有背肌、腰部疼痛等现象。

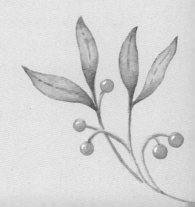

第21周

👣 胎宝宝的奇妙变化

此时胎宝宝的身长已经达到30厘米左右了，体重500~800克。胎宝宝的大脑在迅速地增长，肺部的血管也有了进一步的发育，消化系统也悄悄开始工作了。

胎宝宝开始充满孕妈妈的整个子宫，身体的比例也慢慢匀称起来。薄薄的皮肤上附着白白、滑滑的胎脂，裹着绒毯一样的胎毛，还有很多小皱纹，汗毛的颜色也开始加深，眼皮和睫毛也开始发育。羊水量开始增加，胎宝宝肺部开始发育，头部比例还比较大，能在羊水中做各种动作。

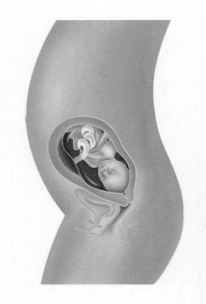

胎宝宝的听力已经形成，他可以清楚听到孕妈妈发出的说话声、心跳声和肠胃蠕动时发出的咕噜咕噜的声音。外部一些大的噪声胎宝宝也能听到，比如开得很大的音响声、邻家装修时的电钻声，这些声音都会使他躁动不安，要注意避免。

👣 孕妈妈的变化

怀孕第六个月，这时孕妈妈的小腹隆起得更加明显了，体重增加得也很快，孕妈妈可能自己都发觉胖了一圈，而且容易感到疲惫。

这个月孕妈妈的乳房又胀大了一些，稍用力就能挤出黄色稀薄的液体。乳房周围开始出现褐色的小斑点，形成第二乳晕。孕妈妈的子宫又长大了许多，腰部会感到更加不适。

孕妈妈的行动不如从前灵活，站起和坐下时都会感到很吃力。6个月时，很多孕妈妈由于身体和精神的疲乏影响到精神，可出现忧郁症，准爸爸要从中做好协调，做好早期的预防。

孕妈妈的饮食

孕六月的饮食原则

这个月胎儿发育已趋向成熟，骨骼的发育需从母体摄入大量的钙质，因此孕妈妈的食谱应安排富含钙质的高能量饮食，还要适量增加铁质的摄取。同时也要做到饮食有规律，即三餐要定时、定量、定点。最佳的吃饭时间应为早餐7~8点，午餐12点，晚餐6~7点，吃饭时间以30~60分钟为宜，进食时心情要愉快、态度要从容，要注意尽量不受外界干扰。此外，这段时期孕妈妈容易便秘，应该常吃富含纤维素的蔬菜水果，牛奶是一种有利于排便的饮品，应多饮用。便秘严重时，最好请教医生如何改善。

一天的饮食安排

◎早餐
主食：排骨面1小碗，或排骨包3个（量均在150克左右），牛奶250毫升。
副食：虾仁菠菜（焓、炒皆可），酱牛肉或其他酱瘦肉100克。水果可选苹果2个（约200克）。

◎午餐
主食：米饭2小碗或小花卷2~3个（量约200克）。
副食：叉烧肉100克，清炒虾仁（鲜虾仁150克、黄瓜丁100克），丝瓜炒火腿（丝瓜200克、火腿50克），黄豆鲫鱼汤2小碗。下午水果可选甜柚100克。

◎晚餐
主食：米饭2小碗或豆沙枣泥包3个（量约150克）。
副食：木耳炒肉（猪瘦肉100克、水发木耳150克），青椒炒猪肚（猪肚100克、青椒50克），猪骨萝卜汤1小碗。水果品种可根据自己的口味选择，约100克。

孕妈妈健康的生活方式

不宜喝咖啡

咖啡中含有咖啡因，会破坏维生素，导致维生素B_1缺乏症，表现为烦躁、易疲劳、食欲不振及便秘，严重的可发生多发性神经炎、心脏扩大、心跳减慢、肌肉萎缩或水肿等症状。如果长期不适当地饮用咖啡，则会引起神经中枢兴奋，表现为不安和失眠。其次咖啡因易引起不孕，有研究资料表明，摄入中等量的咖啡因，有降低妇女生育能力的可能性。

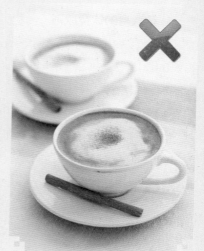

孕妈妈喝咖啡会影响胎儿健康，可导致胎儿损伤或流产，产下的婴儿不如正常婴儿健壮，也不如正常婴儿活泼。

因此，孕妈妈在妊娠期间最好不喝咖啡和其他含有咖啡因的饮料，若感到疲倦，可以到室外进行活动，做一做孕妈妈体操，这样也有提神的作用。

忌服用安眠药

安眠药对胎宝宝有极为不良的影响。孕妈妈若是服用安眠药，药物就会通过胎盘被胎儿直接吸收，而胎儿对此类药物尚未具有抵抗力，这样不但会抑制胎儿的呼吸功能，引起肝功能障碍，同时还会使血液中的红细胞增多，引起黄疸症。

因此，为了让胎宝宝健康地成长，孕妈妈千万不要服用安眠药。如果有失眠现象发生，最好采取适当休息、加强锻炼、增强营养、调节生活规律等方法来解决，从根本上增强体质。

小腿抽筋的防治

到了妊娠六七个月，或八九个月时，由于孕妈妈体重逐渐增加，双腿负担加重，有些孕妈妈常常发生小腿抽筋现象，因而感到十分苦恼。该症状实质上是由于小腿后部腓肠肌痉挛性收缩而产生的剧烈疼痛，俗称小腿抽筋或腿肚子转筋。

孕妈妈发生小腿抽筋的原因

钙为胎儿骨质生长所必需的，胎儿越成熟，所需要钙的量就越大，到了怀孕中、晚期，孕妈妈每天钙的需要量就增为1200毫克。如果孕妈妈饮食中的钙质不足，以及维生素D含量不足或缺乏日照，就会引起母体血液中钙的含量降低，降低到一定程度时就会使神经系统对刺激的敏感性提高，从而引起小腿抽筋。另外，若孕妈妈受寒、休息不好，也可引起小腿抽筋。

小腿抽筋的预防

孕妈妈应该每天到户外进行适当的活动，接受日光照射，不要使腿部肌肉过度疲劳，也不要穿高跟鞋，睡觉前可以对腿和脚进行按摩，多食用含钙丰富的食物，这样便可以预防因缺钙引起的小腿抽筋，必要时还可服用钙片及维生素D。只要体内不缺钙了，小腿抽筋就不会发生。但须注意的是，孕妈妈不能认为小腿不抽筋就不需要补充钙了，其实有些孕妈妈缺钙时并没有小腿抽筋的症状，这是因为个体对缺钙的耐受值有所差异。

缓解小腿抽筋的方法

抽筋引起小腿局部剧烈疼痛时，只要将脚趾用力扳向头侧或用力将脚跟下蹬，使踝关节过度屈曲，腓肠肌拉长，症状便可迅速缓解。为了防止夜晚小腿抽筋，可在睡前用热水洗脚，平时行走不要过多。如小腿抽筋现象较严重，经上述治疗效果不佳时，可增服甲状旁腺素，因为甲状旁腺素能使血浆钙离子浓度保持正常水平，服用后会使症状有所好转或消失。

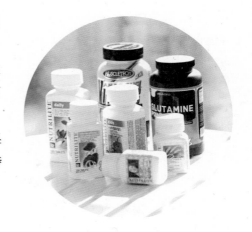

第22周

专家连线

如何避免孩子出现唇裂

在医学上，唇裂又称为兔唇，这种先天性畸形的小儿比较常见。唇裂除了和遗传有关外，还和孕妈妈内分泌失调、孕期营养不足、环境污染、病毒感染等有关。为了避免新生儿出现唇裂，孕妈妈应做到以下几点。

1.合理安排饮食，注意早孕反应期间的营养补充，防止偏食。

2.保持愉快的心情，避免一切不良情绪给胎儿带来影响和受到外界刺激。

3.孕期孕妈妈要避免风疹病毒、流感等的感染。孕期孕妈妈和准爸爸都要禁止抽烟喝酒，不要滥服药物。

孕期怎样预防婴儿湿疹

婴儿湿疹是一种常见的皮肤病，一般以剧烈的瘙痒、多种形态的皮肤损害、反复发作为特点。婴儿湿疹大多发生在宝宝出生后1~3个月，6个月后逐渐减轻，大多数婴儿到一岁半后可逐渐自愈。科学研究证实，人体所必需的脂肪酸，如亚油酸、亚麻酸和花生四烯酸等，只能靠食物供给。而这些脂肪酸主要存在于植物油中，人体缺乏脂肪酸，可引起皮肤粗糙、头发易断、皮屑增多等，婴儿则易患湿疹。所以，为了预防婴儿湿疹，在孕期孕妈妈宜多吃植物油。

孕期注意预防肾结石

怀孕后，孕妈妈的内分泌发生了很大的变化，肾盂和输尿管正常排尿功能也出现了异常变化，从而导致孕妈妈易患肾结石。妊娠期预防肾结石，孕妈妈应注意以下几点。

1.要养成多喝水的好习惯，尤其是在夜晚孕妈妈也要适量喝水。因为喝水可以帮助孕妈妈排尿，从而带走尿液中的结晶物质。

2.每天要进行适当的运动，这样可以促进肾盂和输尿管的蠕动，避免子宫长时间地压迫输尿管。

3.不要食用过量的马铃薯、菠菜、豆类等，这些食物容易诱发肾结石。

孕妈妈多吃不胖的食物

有些孕妈妈为了保持体态的"健美"，或怕胎儿过大，生育困难，常常节制饮食，尽量少吃，这种做法是错误的，节食对胎儿的发育不利。下面就给孕妈妈介绍几种既可以保持自身形体完美又可以使自己和胎宝宝摄取足够的营养素的食物。

◦ 绿叶蔬菜

颜色越深的蔬菜往往意味着它的维生素含量越高。可以随时在孕妈妈的汤里或是饺子馅里加入一些新鲜的蔬菜，其中甘蓝就是很好的钙的来源。

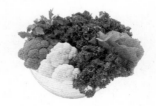

◦ 鸡蛋

如果孕妈妈一看见肉就觉得恶心，那么可以吃鸡蛋来补充蛋白质。鸡蛋中含有人体所需的各种氨基酸，煎个鸡蛋再配点儿蔬菜会让孕妈妈的早餐既简便又丰盛。鸡蛋有多种烹饪方式，除了煎，还可以连壳煮，或去壳煮成荷包蛋，消化吸收率都较高。

◦ 花椰菜

孕妈妈多吃花椰菜有很多好处，其富含钙和叶酸，而且还含有大量的纤维和抵抗疾病的抗氧化剂，以及维生素C。

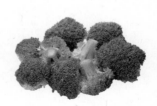

◦ 豆制品

对于坚持素食的孕妈妈而言，豆制品是一种再好不过的健康食品。它可以为孕妈妈提供很多孕期所需的营养，例如蛋白质。

◦ 干果

干果是一种方便美味的零食，可以随身携带，可满足孕妈妈想吃就吃的欲望。孕妈妈可以选择像杏脯、干樱桃一类的干果，但是不要吃香蕉干，因为经过加工的香蕉干脂肪含量很高。

◦ 低脂酸奶

酸奶富含钙和蛋白质，易于吸收，有助于孕妈妈的胃肠保持健康的状态。

◦ 全麦面包

把每天吃的精粉白面包换成全麦面包，孕妈妈就可以保证每天20~35克纤维的摄入量。同时，全麦面包还可以提供丰富的铁和锌。

孕妈妈的职场生活

即使怀孕，孕妈妈也可以选择继续工作，工作对孕妈妈有很多好处。首先，孕妈妈可以减少独自闷在家里所产生的忧虑和烦躁情绪；其次，工作时可以增加运动量，从而增加顺产概率；再次，孕妈妈脱离岗位的时间越短，产后返回工作就越容易，不至于因为长期与社会脱节而产生返岗恐惧症。但是，在工作中，孕妈妈还有一些注意事项，要以轻松、安全为前提，不可过度劳累。

工作时间不宜过长

一般来说，妊娠到了5个月时容易疲倦，但这仍因年龄、生产次数、生活状态等而有所不同，所以不能一概而论。然而工作过于劳累是造成疲倦的原因之一，因此，孕妈妈在工作时应劳逸结合，最好工作半小时至一小时就走动走动，做做保健操等。

孕妈妈如何在工作间隙做运动

妊娠期间，孕妈妈背部下方以及骨盆的肌肉会拉紧，长时间挺着肚子的"负荷"坐着工作，颈、肩、背及手腕、手肘酸痛的可能性要比平时多得多，所以，利用工作间隙做做运动非常有必要。

改善颈痛：颈部先挺直向前望，然后弯向左边并将左耳尽量贴近肩膀，再将头慢慢挺直，向右边再做相同动作，重复做2~3次。

改善肩痛：先挺腰，再将两肩往上耸以贴近耳，停留10秒，放松肩部，重复动作2~3次。

改善"腹"荷：将肩胛骨往背部用力并向下移，然后挺胸停留10秒，重复动作2~3次。

改善手腕痛及手肘痛：手部合十，将手腕下沉至感觉到前臂有伸展感，停留10秒，重复以上动作2~3次，接着再将手指转向下，将手腕提升至有伸展的感觉，并重复动作2~3次。

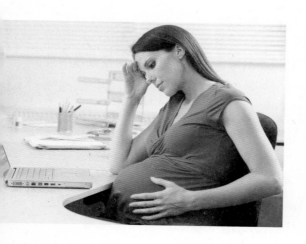

应对孕期胀气

孕中期以后，孕妈妈吃完东西不停地打嗝，打嗝厉害时还想吐，不管吃什么都胀气。应对胀气应注意以下几点。

饮食调理

感到胃部胀气时，应停止大量进食，减少肠胃负担。将1天3餐改成1天6~8餐，每餐分量减少。纤维素能促进肠道蠕动，应多吃富含纤维素的食物，如蔬菜、水果等。要避免吃易产气的食物，如豆类、油炸食物、马铃薯等。苏打能在胃里产生气泡，苏打类饮料也要避免饮用；咖啡、茶等饮料也要少喝。多喝温开水，每天喝至少1500毫升，以促进排便。

生活调理

胀气的孕妈妈可以在饭后1小时进行按摩，以帮助肠胃蠕动。孕妈妈坐在有扶手的椅子或沙发中，呈45°半卧姿势，从右上腹部开始，顺时针方向移动到左上腹部，再往左下腹部按摩，切记不能按摩中间子宫所在的部位。也可以在饭后半小时到一小时，到外面散步20~30分钟，以促进消化。

面对宫缩如何应对

宫缩是孕期一种常见的现象，常常在孕妈妈劳累或情绪不稳定的情况下出现。那么，究竟是什么原因造成宫缩，又该怎样预防宫缩呢？

引起宫缩的原因

胎宝宝的因素。胎宝宝活动幅度较大时会引起孕妈妈产生宫缩现象，这种宫缩一般强度不大。

孕妈妈的因素。孕妈妈在过度劳累、受到惊吓、服用某些药物后，或者不良的生活习惯会引起宫缩。如果孕妈妈有腹泻、腹膜炎、阑尾炎等疾病时，也容易引起宫缩。

如何预防宫缩

预防宫缩，应从日常生活着手，孕妈妈要注意以下几点。

不走太多的路，不搬重物：这个时期，胎宝宝的体重对母体而言已经是很大的负担，如果再走太多的路或搬重物，很容易使孕妈妈感到疲劳，另外还会导致腹部用力，从而引起宫缩。

注意休息：疲倦时就躺下休息，保持安静，保证充足的休息。

不要积存压力：精神疲劳和身

体疲劳一样，会导致各种问题的发生，压力积攒容易导致腹部变硬，因此最好能做到身心放松。

防止着凉：孕妈妈使用空调时，要穿上袜子，盖上毯子，防止着凉。

应对宫缩的方法

一般性宫缩：出现一般性宫缩时，孕妈妈要稍微弯一下腰或休息一下，坚持"能坐不要站，能躺就不要坐"的原则，休息后宫缩就会得到缓解，如仍没有缓解，一定要到医院就医。

防止疲劳过度：由于增大的子宫的压迫，使孕妈妈下半身血液循环不畅，容易引起疲劳，而且难以

解除。因此，这个时期孕妈妈要防止过度疲劳。

热量摄取因人而异

热量的摄取应根据自身体重的增长状况来进行，而非盲目地遵循专家或相关书上给的数据。因为孕妈妈的生活状况不一样，体重增长的状况也不一样。有的孕妈妈在家全天待产，不怎么运动，而有的孕妈妈依然每天参加工作，做一定量的运动。

一般来说，孕妈妈的体重每周增长0.3~0.5千克比较适宜，低于0.3千克或者高于0.5千克时，都要适当地调整热量摄取。

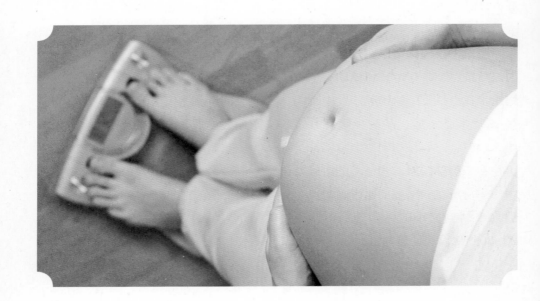

第23周

👣 孕妈妈贫血的预防

● 孕妈妈发生贫血的原因

在妊娠期间，血液总容量增加，而红细胞数量较少，造成血液稀释，称为妊娠期生理性贫血。孕期贫血以缺铁性贫血最为常见，这是因为妊娠期间胎儿生长发育和子宫增大需要铁，红细胞增加时，红细胞中血红蛋白的合成也需要铁，当身体对铁质的需要量超过饮食摄入量时，就会引起贫血。如果孕妈妈有痔疮、牙龈出血、钩虫病、慢性腹泻等情况时，也很容易发生贫血。孕妈妈偏食、挑食也是造成妊娠期营养不良和贫血的重要原因之一。

● 贫血带来的危害

轻度贫血（红细胞在350万/立方毫米以下，血红蛋白在90～110克/升）对妊娠、分娩无太大影响。重度贫血（红细胞在150万/立方毫米以下，血红蛋白在30～60克/升）则不仅导致孕妈妈出现头晕、乏力、心慌气短，还可能导致胎宝宝宫内缺氧、胎宝宝发育不良、早产、死胎等，生出的孩子也会比正常的孩子小，产后

容易感染疾病。

● 如何防治贫血

防治妊娠期贫血，首先要补充足够的营养物质，做到不偏食、不挑食，以满足孕妈妈本身及胎儿的营养需要。动物的肝脏、绿色蔬菜、蛋、豆类、瘦肉、水果中均含有丰富的蛋白质、铁、维生素。用铁锅炒菜也可补充铁。还要及时治疗慢性失血，如痔疮、牙龈出血、鼻出血、钩虫病等疾病，如有慢性消化不良时，要及时治疗，以促进营养物质的吸收。

● 孕妈妈要补铁

在整个孕程中，孕妈妈每天需要铁的量为18毫克，由于铁的吸收率低，故许多专家建议孕妈妈在怀孕4个月以后每日补充0.3克的硫酸亚铁，配合服用维生素C吸收更佳，以预防缺铁性贫血。

孕妈妈不宜吃什么

孕妈妈不宜多吃方便食品

过多食用方便食品会使孕妈妈的体内缺乏必需的脂肪酸，脂肪酸是胎儿大脑发育所需的重要营养成分。孕早期如果要形成良好的胎盘及丰富的血管，就特别需要脂肪酸，因为多种不饱和脂肪酸是形成胎儿血管和神经等细胞的构造成分，严重缺少脂肪酸的胎儿会受到不良发育的影响。

所以，孕妈妈在调剂饮食时，一定不要怕麻烦，要遵照医嘱设计出丰富多样的食谱。

孕期吃盐不宜过多

在怀孕期间容易患水肿和高血压，因此主张孕妈妈不宜多吃盐。一点儿盐都不吃对孕妈妈也并非有益，那么，有没有一些既能少食盐又能刺激孕妈妈食欲的方法呢？

◎炒菜时不宜先放盐，而应把盐直接撒在菜上。

◎充分利用酸味，如用醋拌凉菜等，因为酸味能刺激胃酸分泌，增强食欲。也可以使用柠檬、柚子、橘子、番茄等，这些均能增加食物的酸味。

◎用蘑菇、紫菜、玉米等有天然风味的食品制成各种不加盐而味美诱人的膳食。

◎肉汤中含有丰富的氨基酸，可以诱发强烈的食欲，因而在制作各种菜肴时，应充分利用肉汤。

◎少用酱油，尤其是在拌凉菜时不宜用。

此外，有以下情况的孕妈妈，要少吃盐，甚至忌食盐：患有某些与妊娠有关的疾病（如心脏病或肾病）；孕妈妈体重增加过度，特别是出现水肿、血压升高、妊娠中毒症状等。

适合孕妈妈的运动方法

孕后该怎样运动

孕期运动要因人而异，适可而止，切不可进行高强度的运动，或急于求成，劳累过度。一般早孕反应消失后便可开始运动，并逐渐增加运动量，每次活动时间以20分钟为宜，以运动后身心不感到疲劳与紧张为度。孕妈妈可以根据自己的爱好选择不同的运动，如散步、打太极拳等。如果孕妈妈平时不喜欢运动，那么妊娠后就不必勉强自己参加过多的活动，否则将影响胎盘血液供应，对胎儿不利。孕妈妈只要每天做10分钟的体操并选择一个空气新鲜的地方步行半小时至1小时就足够了。

孕妇体操之胯部摆动

直立，双手叉腰，向前、后、左、右摆动胯部，或是扭动胯部做圆周运动。其目的在于锻炼腹肌、背肌，为胎儿长大时增加腹部承受能力做准备。

在整个孕期应经常做这种体操。运动要适宜，感到疲劳时立即休息，以保证舒服轻松为宜。

孕妇体操之双肩环绕

双手放在肩头，手心向下，分别向前后环绕，练到肌肉微微发酸为止。此种运动方法可以锻炼胸肌和乳腺，为产后哺乳做准备。

孕妇体操之伸脚运动

仰卧在床上，左膝屈起，右腿伸直，收缩腰侧肌肉，使右脚沿着床向上绷，然后放松，将右脚沿床沿向下滑，做5次。然后右膝屈起，左腿伸直，并重复右脚的动作，做5次后便稍作休息。

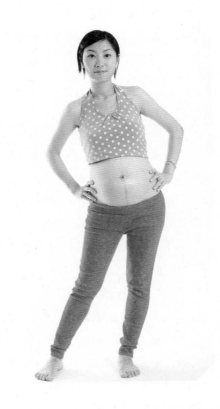

孕妈妈日常生活保健须知

颈管无力症的预防

颈管无力症是指子宫颈管的紧缩度呈不良状态。子宫颈管从妊娠第4~5个月开始，容易变得松弛无力，使得胎胞下降至阴道而破水，造成流产。这类流产不会有出血和下腹部发胀的现象，当你感觉到淡白色分泌物增多时，就已经破水或开始出血、收缩了，这时想抑制就困难了。因此，孕妈妈在怀孕初期可以服用药物强化子宫颈管的紧缩度，或者是当发现淡白色的分泌物增多时就应尽快去医院接受检查。

胃灼痛的防治

妊娠中后期，孕妈妈常常会觉得胃部有烧灼感，尤其是在弯腰、用力、咳嗽时特别严重。如果孕妈妈并没有胃炎、胃溃疡等胃痛病史，这种感觉在分娩后会消失。这是因为随着孕妈妈体内孕激素的增多，使食管下段控制胃酸返流的肌肉变得松弛，从而对胃部造成一定挤压，导致胃液极容易返流到食管下段，给食管下段的黏膜造成一定损伤。

妊娠期胃灼痛跟孕妈妈的饮食有很大的关系，因此为避免这种情况发生，孕妈妈每餐进食不宜过多，尤其是不要在很饿时才去吃东西，不要吃加重食管肌肉松弛的食物，如浓茶、咖啡、含巧克力的饮料等，也不要吃过冷或过热的食物，以免刺激食管黏膜。此外，进食后，孕妈妈不能立即躺下。若有烧灼感时，孕妈妈睡觉时可以将头部垫高15~20厘米，抬高上身，这样能有效缓解症状。

如何安全地上下班

孕妈妈最好能避开上下班乘车的高峰期，车上人多时，应该主动请别人让座，以免紧急刹车时失去平衡而摔倒；尽量选择前面的座位，减少颠簸，下车时一定要等车到站停稳后再下。

孕妈妈应注意钙的摄取

孕20周后，胎儿的骨骼生长速度加快。孕28周后，胎儿骨骼开始钙化，胎儿体内每日需沉积约110毫克钙。如果孕妈妈钙摄入量不足，不仅胎儿容易出现发育不良等多种问题，母亲产后的骨密度也会比同龄非孕妈妈降低16%，并且孕期低钙饮食也会增加发生妊娠高血压综合征的危险。

补充钙质，促进胎宝宝筋骨的发育

在孕中期，随着胎儿生长发育的加快，以及孕妈妈体内各器官功能状况和物质代谢的显著变化，对钙的需要量也随之增加，此时若不注意补钙，便会造成孕期缺钙，并将出现一系列临床症状，例如小腿肌肉痉挛、抽搐。同时也会严重影响到胎宝宝骨骼的发育。

孕妈妈补充钙质缓解小腿抽筋

有半数以上的孕妈妈在孕中期会出现小腿抽筋的现象，尤其是晚上睡觉时。怀孕后身体对钙的需求量增加，钙和维生素D的不足会造成抽筋。普通女性平均每天需要400毫克钙，怀孕后，尤其在孕晚期，每天钙的需要量增为1200毫克。小腿抽筋属于轻度缺钙的表现，严重时还会引起手足抽搐。所以，食物中增加钙的含量不仅能促进胎宝宝骨骼的发育，还能改善孕妈妈小腿抽筋的现象。

孕妈妈在日常饮食中要注意增加钙的摄入，牛奶、豆类和豆制品、坚果、芝麻、螃蟹、蛋类、海带、紫菜等都是富含钙的食品。专家建议，孕妈妈从孕20周起，每日至少饮用250毫升的牛奶，也可摄入相当量的乳制品，如酸奶、奶酪、奶粉、炼乳等。如果是低脂牛奶，要饮用450~500毫升。

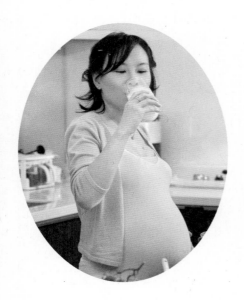

第24周

孕妈妈水肿了怎么办

水肿的原因

在妊娠中后期，孕妈妈容易出现水肿。主要是因为孕妈妈为了满足胎儿生长发育的需要，体内的血浆和组织间液体增多了，特别是到了妊娠后期，子宫逐渐增大，压迫下肢静脉和盆腔静脉，使下肢静脉血液回流受阻，下肢静脉压力过大，体内的血液会渗透到组织间隙，从而就引起了水肿。不过，一般经卧床休息后，这种水肿大多能自动消退。如果劳累、行走和站立时间过长，下肢也容易出现水肿。此外，妊娠高血压疾病、营养不良性低蛋白血型及贫血都容易引起水肿。

水肿的症状

脾虚妊娠水肿的症状为：面部及四肢水肿，或遍及全身，肤色淡黄，皮薄而光亮，胸闷气短，懒于言语，口淡无味，食欲不振，大便溏薄。舌质胖嫩，苔薄白或薄腻，有齿痕，脉缓滑无力。

肾虚妊娠水肿的症状为：面浮肢肿，下肢尤甚。按之，没指，心悸气短，下肢逆冷，腰酸无力，苔白润，脉沉细。

气滞妊娠水肿的症状为：妊娠三四个月后，先由脚肿，渐及于腿，皮色不变，随按随起，头昏涨痛，胸闷胁胀，食少，苔薄腻，脉弦滑。

水肿的处理

妊娠期出现的水肿是怀孕引起的生理反应，不用害怕。一般情况下，轻微水肿只要注意休息，坐、卧时将双腿抬高，少吃含盐高的食物，水肿就可以减轻和消失。如果是因为营养不良引起的水肿，孕妈妈则需要进行饮食调养，每天要保证摄入足量的鱼、肉、蛋、禽等食物。若下肢水肿严重，或伴有头晕、恶心、呕吐等，则要考虑是否患了其他疾病，像妊娠高血压疾病、蛋白尿等，需要到医院做进一步的诊治。

母子血型不合怎么办

母子血型不合主要是孕妈妈和胎宝宝之间血型不合而产生的同族血型免疫疾病。主要是由于母亲为O型血，子女为A型或B型血的缘故。在正常情况下，母体与胎儿的血液被胎盘中的一层膜隔开，通过这层膜进行物质交换，保证胎儿的营养和代谢物质的出入，母体和胎儿的血液并不是相通的。如果由于某种原因，胎盘的天然屏障遭到破坏，胎儿就会有少量的血液流入母体，由于母子血型不一样，胎儿的血会刺激母体产生抗体。母体产生的这种抗体会通过胎盘带给胎儿，进而与胎儿的红细胞发生作用，尤其在有较多的抗体进入胎儿体内时，便会破坏红细胞，这就造成了新生儿溶血症。

溶血症有什么危害

新生儿溶血症轻者表现为黄疸、贫血和水肿等，重者发生核黄疸，使脑神经核受损，出现抽风、智力障碍等症状，更为严重者，胎儿会在母体内死亡。凡过去有不明原因的死胎、死产或有新生儿溶血病史的孕妈妈，如再次妊娠仍可能产生母子血型不合性溶血。这类孕妈妈要及早检查，如怀疑母子血型不合，应做好监护，进行中西医结合治疗。

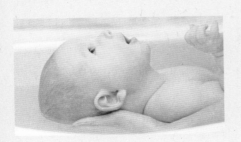

母子血型不合的孕妈妈该怎么办

母子血型不合的孕妈妈可在妊娠期采取下列措施。

1.按医嘱服中药：黄疸茵陈冲剂以及一些活血化瘀理气的药物可以对血中免疫抗体的产生起到抑制作用。

2.提高胎儿抵抗力：在妊娠第24周、第30周、第33周各进行10天左右的综合治疗，每日静脉注射25%的葡萄糖40毫升，加1000毫克维生素C，同时口服30毫克维生素E，每日3次；间断吸氧，每日3次，每次20分钟。

3.在适当时机终止妊娠：妊娠越近足月，产生的抗体就越多，对胎儿的影响越大。因此，在妊娠36周左右可酌情终止妊娠。

🐾 日常生活注意事项

◦ 孕妈妈应坚持学习

"用进废退"是人身上许多器官的规律，大脑也不例外。胎儿能够感知母亲的思想，因此，孕妈妈一定要利用一切可利用的时间养成看书、读报以及背唐诗、宋词、外语单词及其他业务资料的习惯，保持自己强烈的求知欲，也可和家人一起下下棋、玩玩牌等，也就是做做"脑力体操"，充分调动自己的思维，使脑子越用越灵，使胎儿受到良好的教育。

◦ 孕妈妈不宜长时间使用手机

使用手机会对人体的健康造成

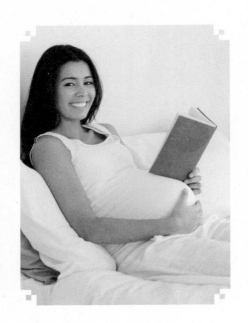

影响，尤其是孕妈妈，最好不要使用，或尽量缩短使用手机的时间。

因为人的重要器官——大脑，能吸收最强有力的电磁波源。手机的天线能接发强有力的微波，所产生的能量有60%能被人脑组织所吸收。研究发现，手机所泄漏的微量微波辐射，可导致发育中的胚胎畸形，手机还能引起内分泌紊乱，影响泌乳。因此，孕妈妈不要常用手机，以免影响胎儿健康成长，以及影响孕妈妈分泌乳汁而导致分娩后给哺乳造成困难。如果孕妈妈必须要用手机，应尽量缩短通话时间，使用次数和时间越少越好。

◦ 孕妈妈不宜多闻汽油味

飞机、汽车及摩托车等机动车辆所使用的动力汽油对人体的危害较大，因为这些动力汽油为了防震防爆，都加入了一定量的四乙基铅，故又称为乙基汽油。乙基汽油燃烧时，四乙基铅即分解出铅，随废气排放到大气中。人通过呼吸吸到体内的铅会在血液中沉积，进而对人体，包括孕妈妈腹中的胎宝宝产生危害，可引起铅中毒和先天性发育畸形。

美好胎教时光

和宝贝一起听音乐

本月应继续做好音乐胎教，孕妈妈每天可以自己哼唱几首歌曲。要轻轻哼唱，不必放声大唱，最好选择抒情歌曲或儿歌，唱歌时要心情舒畅，富有感情，如同面对自己亲爱的宝宝，向他倾诉满腔爱意。

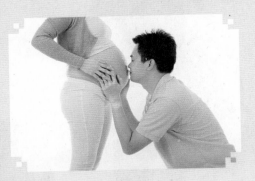

由于胎儿对父亲的声音比较敏感，所以父亲在胎教中的作用是很重要的，父亲可以选择适合宝宝的歌曲，反复轻声教唱若干遍，在每个段落的中间停顿几秒，想象胎儿在"学唱"。

胎儿喜欢听爸爸的声音

研究发现，胎儿更喜欢听爸爸的声音。爸爸的声音更富魅力和感染力，使胎儿感到安全。在这一基础上，胎儿出生后会对爸爸有深厚的感情。应该特别提醒准爸爸：爸爸和胎儿讲话，不仅可以安慰胎儿，还能安慰孕妈妈。

由于胎儿还没有关于这个世界的认识，不知道谈话的内容，只知道声音的波长和频率，而且他并不是完全用耳朵听，而是用他的大脑来感觉，接受着父母的感情。所以在与胎儿对话时，爸爸要使自己的精神和全身的肌肉放松，精力集中，呼吸顺畅，排除杂念，心中只想着腹中的宝宝，把胎儿当成一个站在自己面前的活生生的孩子，娓娓道来，这样才能收到预期的效果。

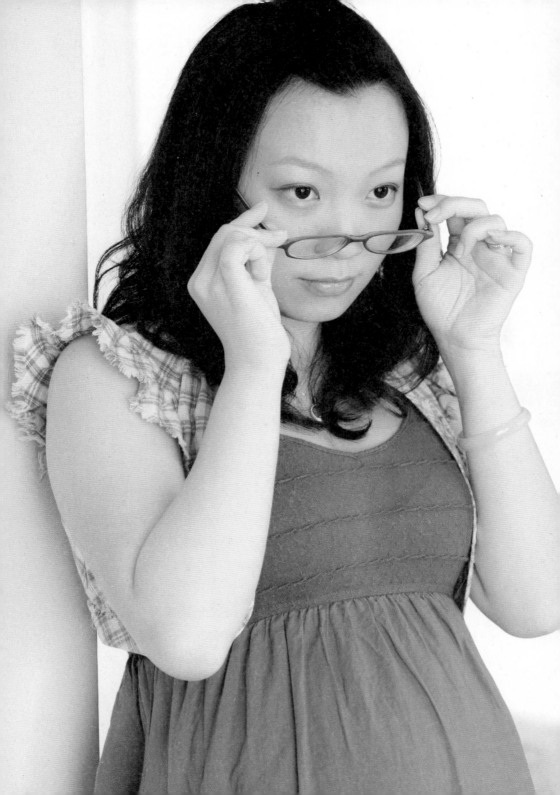

Part 07

孕七月：
幸福的烦恼增多了

　　到了孕七月，不少孕妈妈已经是大腹便便了，行动不那么利索了，连晚上翻身也不是那么顺畅了。这时候，孕妈妈要记得控制好体重，要对那些高糖的甜食说拜拜了。

　　这个时期，是宝宝大脑发育的又一个关键时期，孕妈妈要多吃健脑食品，争取生出聪明的宝宝。

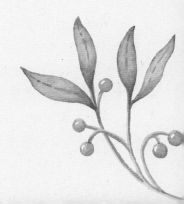

第25周

胎宝宝的奇妙变化

胎宝宝七个月了，体重还在稳定增加，虽然体形大致发育完善，但是皮下脂肪还在不断补充，表面皮肤很薄且有不少皱纹，不如广告上出现的宝宝那般光洁，这也是正常的生理过程，那些粉雕玉琢的宝宝都是出生后慢慢转变过来的。

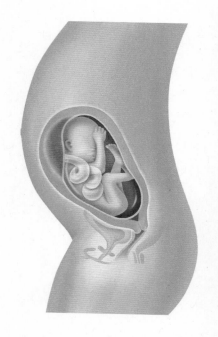

7个月的胎宝宝身长35~38厘米，体重1000~1200克，头发也已经长出来，皮肤由暗红色转为深红色。胎宝宝的眼睑轮廓也更为清楚，眼睛能睁开了，内脏器官的发育除心脏外已趋向成熟。

此时胎宝宝的四肢已经相当灵活，甚至可在羊水里自如地"游泳"，但由于胎宝宝逐渐长大，几乎充满了整个子宫，他的活动会越来越少，可是胎动的强度会有所加强，而且胎宝宝现在还在努力地练习做一呼一吸的类似呼吸的运动。

孕妈妈的变化

怀孕第七个月，由于胎盘增大、胎宝宝的成长和羊水的增多，孕妈妈的体重在迅速增加，每周可增加500克左右，肚子上、乳房上会出现一些暗红色的妊娠纹，从肚脐到下腹部的竖向条纹也愈加明显。在这段时间孕妈妈的胃口会比之前的几个月都要好，孕吐的反应也会减轻许多。

由于大腹便便，身体会重心不稳，眼睛无法看到脚部，孕妈妈在上下楼梯时必须十分小心，这段时间孕妈妈要注意安全。

饮食指南ABC

孕七月的饮食原则

这个时期胎儿需要大量的蛋白质，以使皮肤充满脂肪，孕妈妈则需要各种营养，特别是含铁丰富的食物来增加血容量和血红细胞，减轻贫血的症状。此时，孕妈妈应注意保持良好的胃口。饮食最好选择富含植物纤维和有润肠作用的食物，这样可以缓解由于子宫压迫直肠而引起的便秘，如各种蔬菜、香蕉、红薯等。进入妊娠晚期后，应该控制饮水量，每天保持在1升以内为好。如果不太喜欢饮水，可以选择一些含水量多的水果。吃水果的时候注意用水冲洗干净，最好生吃，去皮后立即食用。同时需要一些含碘丰富的食物，如各种海产品，其他营养如胡萝卜素、维生素B$_2$、锰、锌、铜、镁、硒等也不可忽视。

一天的饮食安排

◎早餐
主食：营养菜粥2小碗，芹菜馅包子3~4个（量约150克）。
副食：肉片炒百合（瘦肉150克、百合50克）。香蕉2个（约200克）。

◎午餐
主食：米饭2小碗，或金银卷2~3个（玉米面、白面，量约150克）。
副食：肉末烧茄子（茄子250克、瘦肉150克），麻酱菠菜（菠菜250克），鲜鱼汤2小碗。可根据条件选择水果（量约200克）。

◎晚餐
主食：米饭2小碗，或蔬菜肉丝挂面1碗（量约150克）。
副食：黄瓜炒鸡蛋（黄瓜250克、鸡蛋3个），醋熘白菜（白菜250克），骨汤或粥2小碗。石榴1个。

孕妈妈不可缺膳食纤维

膳食纤维是食物中不被人体胃肠消化酶所分解的、不可消化成分的总和。膳食纤维可起膨胀作用，能保持水分、使胶体形成、改善胃肠微生物菌落，且产热低。这样就可增加排泄物的体积，缩短食物在肠内的通过时间，可降低血胆固醇水平，减少动脉粥样硬化，还可减少胆石症的发生、防治糖尿病。

含膳食纤维的有谷类（特别是一些粗粮）、豆类及一些蔬菜、水果、薯类等。

孕妈妈要当胎宝宝最好的老师

不挑食

孕妈妈挑食，宝宝出生后也会挑食。很多孕妈妈在怀孕之后受体内激素的影响，在整个孕期会变得挑食，孕妈妈可千万不能忽视这个小习惯。孕妈妈的挑食很可能就会直接传递给胎宝宝，在宝宝出生后，他的饮食习惯会深受影响，或饮食不规律，或偏食挑食等。也许怀孕之后孕妈妈的胃口确实变差了，但是为了自身和肚子里的宝宝，也要注意日常饮食定时定量，保证营养均衡。如果孕妈妈希望宝宝出生以后饮食正常又营养均衡的话，孕妈妈一定要从自身做起，向挑食的坏习惯说拜拜！

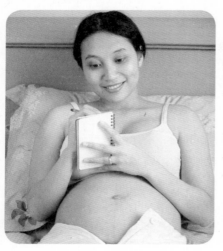

不熬夜

熬夜已成为现代人的日常生活状态了，但是孕妈妈可不能熬夜。研究发现，有些喜欢白天睡觉，晚上闹腾的宝宝，他们的生活规律与孕妈妈在孕期的生活有很大的关系。孕期习惯早睡早起的孕妈妈，他们生下的宝宝也有早睡早起的习惯。

告别坏情绪

宝宝的性格受父母性格遗传的影响，并且这种性格在胎儿时期就开始形成了。孕妈妈在怀孕时情绪异常，就会导致体内环境发生变化，并通过血液由胎盘传输给宝宝，进而影响宝宝的性格。

注意自己的道德修养

孕妈妈是胎宝宝最亲近的人，因此，孕妈妈一定要鞭策好自己，学会坚强，要给宝宝来到这个世界上最初的勇气和力量。孕妈妈切忌经常不安、动怒、发脾气、难过等，这样会影响宝宝，要保持谦和、温柔的生活态度。

孕妈妈要以身作则，为胎宝宝树立好的榜样，时刻注意自己的道德修养和为人处世。这种行为久而久之，对胎宝宝良好人格的形成有很大作用。

孕妈妈日常生活指南

孕妈妈不宜戴隐形眼镜

很多患近视的人都喜欢戴隐形眼镜，因为隐形眼镜方便。但根据医学的研究发现，孕妈妈角膜的含水量比常人高，尤其是怀孕末期，角膜透气性差，此时如果戴隐形眼镜，容易因为缺氧而使角膜变肿。软式隐形眼镜（紧贴于角膜）比硬式隐形眼镜更糟。同时，孕妈妈角膜的曲度也会随着怀孕月龄及个人体质而改变，使近视的度数增加或减少。如果勉强戴隐形眼镜，容易因为不适造成眼球新生血管膜生长或长到角膜周围，甚至导致上皮剥落。此时，一旦隐形眼镜不洁滋生细菌，就会因为感染造成角膜发炎、溃疡，甚至失明。

此外，一些妊娠并发症也会造成眼睛的变化，如妊娠毒血症所引发的高血压，会导致视网膜血管收缩，进而产生视网膜病变，甚至出血及剥离，对视力会产生极大的威胁，必须及时给予治疗。一般产妇大约要在产后两周后视网膜病变才会渐渐消退。因此，在孕期不宜戴隐形眼镜。

孕妈妈摔跤了怎么办

如果孕妈妈不小心摔跤了，此时首先要看孕妈妈摔的程度重不重，是哪个部位受到了碰撞，如果是全身很重地摔倒在地上，就会使胎儿受到巨大的震动，即使没有撞到腹部，胎儿也可能受到影响。若摔倒后发生腹痛以及阴道出血，则需要马上送往医院进行检查，因为摔倒容易使胎盘和子宫壁分开，发生胎盘早期剥落，从而引起胎儿宫内缺氧，严重时可能导致死亡。如果没有腹痛及阴道出血，孕妈妈则应该听听胎心，观察胎动是否有异常表现，若发现胎动十分频繁，孕妈妈也应该到医院进行检查。

第26周

孕妈妈哪些心理不应有

忌恐惧心理

有些孕妈妈因为孕后发生的一切都是陌生的，于是对将要发生的事有一种担心和恐惧的心理，如担心自己接触过的药物会不会对胎儿造成不良影响，担心宝宝出生后会不会有缺陷等。这种心理会使肾上腺素的分泌增加，如果长期担惊受怕，精神处于高度紧张之中，通过神经内分泌机制的调节，肾脏会分泌大量肾上腺素。体内肾上腺素堆积过多，会直接影响胎儿的生长发育。因此，有恐惧心理的孕妈妈应依靠科学手段，分析症结，及时解决，解除这种心理。

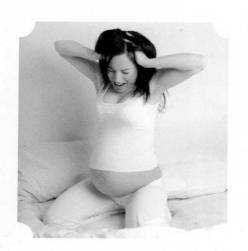

忌暴躁心理

有些女性怀孕后，好发脾气，易动怒，这是由强烈的刺激引起的一种紧张情绪，不仅有害于自身的健康，而且还会殃及胎儿。因为孕妈妈发怒时，血液中的激素和有害物质浓度会剧增，并通过"胎盘屏障"进入羊膜，使胎儿直接受害。发怒还会导致孕妈妈体内血液中的白细胞减少，从而降低机体的免疫能力，使后代的抗病能力减弱。如果在胎儿口腔顶和上颌骨形成的第7~10周时，孕妈妈经常发怒，就会造成胎儿唇腭裂。因此，孕妈妈发怒，贻害无穷。

忌热切心理

准爸爸妈妈们想把胎儿培养得更出色一些，这种心情是可以理解的，但是，任何事情都有个度，一旦过度就会适得其反。比如有的孕妈妈在进行胎教时，长时间将耳机放在腹部，造成胎儿烦躁，胎儿生下来后变得十分神经质，以致对语言有一种反感和敌视态度。因此孕妈妈对宝宝进行胎教时，不能过度，也不要过于心急，应该准确掌握胎教的正确方法，在实施胎教的过程中，严格按照胎教的方法去做，这样才能使胎儿领会其中的含义，并积极地去响应。

忌怀疑心理

有些孕妈妈因不能看到胎儿一点一滴的变化，就开始怀疑自己所做的一切对胎儿是否有用。于是，胎教做过一段时间后便没有了热情，就半途而废了，这样，胎教就不会成功。胎教过程也是孕妈妈自身性情磨炼、修养提高的过程，若不能坚持到底，则对胎儿的成长发育不会起到很大的作用，孕妈妈不应持有怀疑态度。

忌羞怯心理

孕中期以后，孕妈妈的妊娠反应已消失，孕期的身体处于最佳时期，腹部也在逐渐隆起，别人已经能很明显看出你怀孕了。这时，有些孕妈妈会感到很害羞，见到熟人后会感到很难为情，有的则为自己的身形和脸上的黄褐斑而烦恼，不愿被别人看到。其实，孕妈妈不必有这种心理，应该积极地参加朋友的聚会，得到朋友的关心，你会发现自己变得很重要，而且，你的胎

儿处于这种浓浓的关爱之中，还能够得到更好的发育。

忌忧郁心理

有的女性怀孕后总是感到烦闷，神情沮丧，显得无精打采。如果这种忧郁情绪持续一段时间，就会造成孕妈妈失眠、厌食和自主神经紊乱，而且还会使孕妈妈体内血液中调节情绪和大脑各种功能的物质含量偏低，直接影响到胎儿的正常发育。受孕妈妈这种心理的影响，胎宝宝出生后喜欢啼哭，长大后会表现得感情脆弱、郁郁寡欢。因此有了忧郁心理的孕妈妈一定要积极调整自己的心态，多与乐观开朗的人接触，与之进行交流，这样有助于消除忧郁的情绪。

忌焦急心理

随着妊娠天数慢慢增加，孕妈妈盼望宝宝降生的心情也越来越急切，越到妊娠后期孕妈妈的这种心理就越是强烈。虽然这种心情可以理解，但是不可取。要知道，新生儿所具有的一切功能，产前的胎宝宝已经完全具备，孕妈妈的这种焦急心理无论是在情感上，还是在品性上，都会影响胎宝宝心智的发育，也会影响胎宝宝在最后一段时间里的生活。

孕妈妈饮水的学问

孕期要重视水的饮用

水是体内重要的溶剂，身体吸收各类营养素都离不开水。孕期内，孕妈妈体内的血液总容量将增加40％~50％，所以更要保证充足的供水量。孕期缺水可能导致体内代谢失调，甚至代谢紊乱，引发疾病。但是饮水也应适当，妊娠后期饮水过多，会加重水肿。一般情况下孕妈妈应每天喝6~8杯水，再加上食物中含的水共计2000毫升左右。

养成良好的饮水习惯

孕妈妈要养成良好的饮水习惯。清晨起床后喝一杯白开水。白开水对人体有"内洗涤"的作用，早晨空腹饮水能很快被胃肠道吸收，进入血液，使血液稀释，血管扩张，从而加快血液循环，为细胞补充在夜间丢失的水分。饭前30分钟喝200毫升25~30℃的白开水，可以温润胃肠，分泌足够的消化液，以促进食欲，刺激肠蠕动，利于防止痔疮、便秘。

孕妈妈切忌口渴才饮水

孕妈妈应每隔2小时饮一次水，每日饮6~8次，忌口渴才饮水。同时孕妈妈要注意不要喝久沸或反复煮沸的开水以及没有烧开的自来水，也不能喝浓茶。建议孕妈妈为自己买台榨汁机，可以在孕期自己制作新鲜的富有营养的果汁和蔬菜汁，而且将来宝宝也用得着。选购榨汁机时，除了要注意它的功能外，还要注意它使用后是否易于清洗。

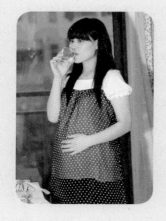

哪些孕妈妈不适合运动

孕妈妈不论怀孕前有无运动的习惯，在初诊时都要向医生请教有关运动的问题。如果想晚些时候开始运动或改变运动计划，行动之前也要先听取医生的意见。如果孕妈妈出现以下情况，则不能参加运动。

有子宫颈无力症病史，或有早产、反复流产史

子宫颈无力症即子宫颈在子宫日益膨胀与胎儿的压力下，不到成熟期便扩张开来，造成流产、早产。因该症不会自动痊愈，怀孕后流产、早产的现象会一次又一次地发生，所以在确诊之后（妊娠4个月以后），可运用各种手术方法将子宫颈缝合起来，至孕足月拆除缝线使胎儿自然分娩。有该病史的孕妈妈不宜运动，以避免流产、早产。

妊娠初期高血压

如果孕妈妈的血压与基础血压（通常以第一次产前检查为准）相比，收缩压高出4千帕，舒张压高出2千帕，就必须加以重视，注意休息，及时治疗，也要避免运动，因为运动可以使血压升高。初期的妊娠高血压如果不及时控制，很容易发展为严重的妊娠高血压疾病、先兆子痫，危及母子生命。

多胎妊娠

因为多胎妊娠的孕妈妈负担重，而且罹患高血压、贫血等妊娠并发症的风险比单胎妊娠更大，因而不宜参加运动。

已经确诊的心脏病

这类孕妈妈更不宜参加运动，运动避免不了增加"带病工作"的心脏负担，容易出现心力衰竭的情况。

先兆子痫

既然出现子痫预兆，再盲目参加运动，势必容易发展成子痫，进而威胁胎儿生命。

阴道出血

在流产、早产症状出现时，卧床静养是唯一明智的选择，不适当的运动只能加重阴道出血的症状。

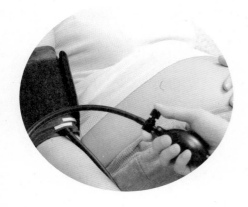

第27周

做一个漂亮的孕妈妈

孕妈妈不宜穿着邋遢

在妊娠期更应该注意修饰打扮，因为这样不仅可以掩饰怀孕后体形的变化，还有利于身体健康和精神愉悦，有助于维持孕妈妈的良好心境，这对于孕妈妈及胎儿身心健康都是十分有利的。

孕妈妈的穿着窍门是把重点摆在胸部与领口部分，服装可以选择那些穿在身上能够体现出胸部线条美，使隆起的腹部显得不太突出的样式，也可以适当地佩戴一些饰物装饰一下。服装的立体轮廓最好呈上小下大的A字形，在颜色的选择上，应以清爽、明快为主，大红、大绿或花哨的图案会增加孕妈妈的臃肿感，此外，应选择方便穿脱的衣服。

孕妈妈要选择合适的鞋子

怀孕期间穿什么样的鞋对维持孕妈妈的身体健康尤为重要，这是由孕妈妈的生理特点所决定的。大多数孕妈妈怀孕3个月后，大脚趾下面会出现水肿；6个月后，整个脚水肿加剧；妊娠后期更严重，有些孕妈妈会腿脚水肿得难以维持走路时的平衡。孕妈妈体重的不断增加使血液循环不畅，脚底会产生压迫感，从而会加剧腰痛。因此，孕妈妈选择鞋子时应注意以下几点。

1.孕期不能穿高跟鞋。妇女怀孕后，身体有了变化，肚子一天一天增大，体重增加，身体的重心前移，站立或行走时腰背部肌肉和双脚的负担加重，如果再穿高跟鞋，就会使身体站立不稳，容易摔倒。另外，因孕妈妈的下肢静脉回流常常受到一定影响，站立过久或行走较远时，双脚常有不同程度的水肿。此时穿高跟鞋会因鞋底、鞋帮较硬，不利于下肢血液循环。因此，孕妈妈所穿鞋鞋跟的高度应该在2～3厘米，以选择柔软而有弹性的坡跟鞋最为理想。

2.鞋要松软、透气性好。孕妈妈不应选用合成革、牛皮、尼龙等材料做的鞋，最好是羊皮鞋或布鞋，鞋底应带有防滑纹。

3.能正确保持脚底的弓形部位。可用2～3厘米厚的棉花团垫在

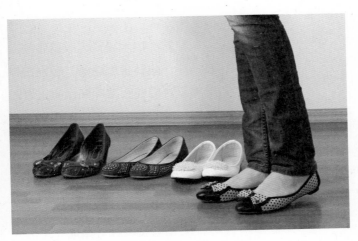

脚心部位作为支撑。鞋子的宽窄、大小均要合适，重量要轻。孕妈妈从怀孕6个月后，应选穿比自己的脚稍大一点儿的鞋。

4.孕妈妈弯腰系鞋带不方便，应穿容易穿脱的轻便鞋。但不要穿易脱落的凉鞋和拖鞋，以免摔倒。

孕妈妈宜进行面部保健按摩

有些妇女在怀孕以后，面色变得晦暗无光。如果在孕期能经常进行面部按摩，则能够促进面部血液循环，刺激神经系统，使面部疲劳的肌肤得到休息和恢复，就能使脸色红润有光泽。按摩前应将脸洗净，在面部涂上一些按摩膏。

◎用两手的拇指用力按下颌部进行按摩。

◎对齐食指和中指，从下颌到耳朵下方进行滑动性按摩。

◎中指稍用力按在耳朵后面的凹陷处进行按摩。

◎食指和中指并拢，从嘴角两侧到耳朵前方进行滑动性按摩。

◎食指和中指并拢按在鼻翼两侧进行按摩。

◎食指从鼻翼两侧到耳朵上方进行按摩。

◎两手中指和无名指从眉心沿眉毛滑向太阳穴。

◎两手食指、中指、无名指并拢，用指腹从额头正中滑向太阳穴。

◎用食指和中指从眼内侧轻轻敲向眼角。

以上每个动作按摩30秒钟或按摩10次，每天进行1次，有助于改善孕妈妈的面部疲劳。

身体疼痛知多少

臂痛

到了妊娠晚期，由于怀孕压迫了脊柱神经，当孕妈妈把胳膊抬高时，手臂就会感到一种异样的疼痛，这种疼痛感觉有时就像蚂蚁在手臂上爬行一样，但分娩后这种症状就会消失。孕妈妈应注意避免过度劳动，也要禁止做牵拉肩膀的动作。

腰背痛

妊娠后期，随着胎儿不断发育长大，孕妈妈为了使重心前移的身体保持平衡，不得不将头部和肩部向后倾斜、腰向前挺，使背部肌肉处于一种不自然的紧张状态，这样就增加了腰部的负担。通过以下方法可以避免或改善腰背痛。

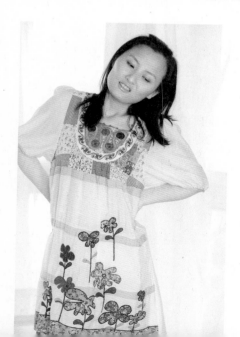

经常洗热水澡，可改善腰部血液循环，减轻腰部疼痛。轻轻按摩腰部，对减轻腰部疼痛也有很好的作用；不要长时间保持一种姿势，不要久站，不要过多走路；当要从地上捡或提东西时，要弯曲膝盖蹲下，并保持背部挺直；下腹部要使用腹带；穿柔软合适的低跟或坡跟鞋，防止下肢水肿；保证充足的休息和卧床时间，这对减轻腰肌紧张和负担都是有益的。

当然，背部和腰部的疼痛也不完全是由于妊娠的关系，有时在患有阑尾炎、脱肛、内脏扭转、急性肾盂肾炎或尿管结石的时候也会发生腰背痛。因此，如果觉得腰背痛比较严重的话，就应该找妇产科医生检查一下。

骨盆区韧带牵拉痛

妊娠中期以后，有些孕妈妈会发生骨盆区韧带牵拉痛，这是因为随着子宫的增大，子宫周围的韧带会由原来的松弛状态变成紧张状态，如果过度牵拉，就会造成韧带牵拉痛，特别是位于子宫前侧的一对圆韧带。这种疼痛不太严重，孕妈妈只需要注意休息即可。

乘坐交通工具须注意

孕妈妈能坐飞机吗

乘坐飞机旅行的优点是快，适宜长途旅行，几个小时的旅程不会使孕妈妈感到不便，对胎儿也没有影响。但有人乘飞机容易头晕呕吐，所以怀孕早期最好避免乘坐飞机。一般航空公司规定，孕妈妈怀孕7个月后不要乘坐飞机，以免孕妈妈早产或在机舱里分娩。此外，患有高血压、心脏病的孕妈妈也最好不要乘坐飞机。

孕妈妈要少驾驶汽车

孕妈妈驾驶汽车有发生早产、流产的危险，其原因有三。

驾驶姿势的影响。如果驾驶时身体过于向前倾，就会使子宫受到压迫。怀孕初期，虽然子宫很小且还在骨盆内，不会直接受到压迫，但怀孕初期是最容易流产的一段时期，即使对子宫并没有什么直接的压迫，但是仍然会受到因为驾驶而产生的腹部压力的影响。怀孕七八个月以后，若采取前倾驾驶姿势的话，就会直接压迫到子宫而发生早产的情形。到了怀孕末期，为了给生产做准备，子宫口会稍微地张开一些。如果由于驾驶姿势过分向前倾而使腹部压力不断地增加，便有早期破水的危险。

车身震动引起的不良影响。驾驶时难免会因为道路不平而引起强烈的震动，这不但会直接影响到妊娠子宫，同时也会刺激自主神经，使血压升高、心脏的跳动增加、氧气的消耗量增加等。因此，母体的新陈代谢会受到阻碍而影响到胎儿，使胎儿流产或是婴儿期的死亡率增加。

驾驶汽车会令人精神紧张。妊娠中神经比平常要敏锐，因此很容易疲倦、情绪不稳。驾驶汽车如果精神过分地专注，上述这些情形就会加强，而且会令人觉得疲倦不堪、食欲不振。

保护好胎宝宝

孕妈妈尿频应注意的事项

怀孕初期，随着子宫的增大，会渐渐压迫位于子宫前方的膀胱。在这种情形下，只要膀胱里稍微存一点儿尿液，就会立刻想上厕所。到了怀孕后期，由于胎儿的头部又压迫膀胱，所以又会有尿频的感觉。此种尿频现象不伴有尿急和尿痛，尿液检查也无异常，属于妊娠期的生理现象，不必担心，也不需要治疗。但是睡前最好不要喝太多的水，因为这会增加夜间如厕的次数而影响睡眠。同时孕妈妈感到有尿时，不管排尿多少，只要有尿意就要去厕所排尿，千万不可憋尿，憋尿对孕妈妈和胎儿都不利。

孕期如何缓解疲劳

妊娠后，由于孕妈妈的身体承受着额外的负担，所以很容易疲劳，这种疲倦感在孕早期和孕晚期尤为明显。下面给孕妈妈介绍几种减轻疲劳的方法。

1.当孕妈妈觉得疲劳时，可以坐在椅子上，挺直背脊做深呼吸，这样可以恢复平静。腹式呼吸法的正确姿势是背部挺直紧贴在椅背上，膝盖立起，全身放松，双手轻放在腹上，想象胎儿正居住在一个宽广的空间内，然后用鼻子吸气，直到腹部鼓起为止。吐气时稍微将嘴撅起，慢慢地用力将体内气体全部吐出，吐气时要比吸气更为缓慢且用力。可以经常练习，每天3次以上，要持之以恒。

2.孕妈妈可以和家人朋友聊聊天、说说话。聊天不仅可以释放和减轻心中的种种忧虑，还可以获得一些知识，这是一种排解烦恼、有益身心健康的好方法，它可以转移孕妈妈的注意力，让孕妈妈忘却身体的不适。

3.孕妈妈还可以到室外散散步，一边欣赏优美抒情的音乐，一边感受大自然的美妙，这样可以调节孕妈妈的情绪，从而达到缓解疲劳的效果。

第28周

孕期皮肤保养有方法

孕妈妈皮肤的清洁卫生很重要。妊娠期间因为激素的关系，皮肤容易失去光泽，或者肤质有所改变，这是由于新陈代谢旺盛，汗和皮脂都增多了的结果。虽说是在妊娠期，但也不要疏于保养皮肤，应以漂亮的、有魅力的孕妈妈的面貌度过妊娠期。收拾得干干净净，自己会感到心情愉快，对产后恢复皮肤功能也有好处。

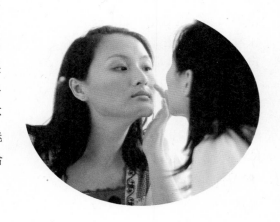

孕妈妈如何洗脸

妊娠期洗脸很重要，早晚两次，使用平时常用的洁面用品，揉出泡沫来，仔细地洗，洗干净以后，再抹上护肤品。

由于激素的作用，孕妇脸上容易长斑，一般在产后就会自动消失，不必十分介意。受紫外线照射也容易长雀斑，所以不要受到强烈阳光的照射，散步或外出时，要戴帽子，在脸上抹些防晒霜，以保护皮肤。

孕妈妈如何化妆

怀孕期间，如果要化妆的话需要遵循什么原则呢？孕妈妈脸部没有光泽，化妆时就要强调明快、清爽的感觉。选用粉红系列的粉底，并注意整体妆扮上的协调，眼影宜采用浅色系，腮红则选用明亮的色彩，口红以红色系列为佳。孕妈妈千万不要浓妆艳抹，以免刺激皮肤，产生过敏现象。化妆品要选用安全的、孕妇专用的。

脸部的状态可以判断孕妈妈是否健康，前往医院做产前检查时，最好不要化妆。

口腔保健要重视

重视孕期口腔卫生

怀孕后，在体内大量雌激素的影响下，从妊娠第8～12周起口腔就开始出现一些变化，如牙龈充血、水肿以及牙龈乳头肥大增生，触之极易出血，医学上称为妊娠性牙龈炎。由于这些变化，口腔对一些致病细菌以及有害物质的抵抗力下降，使得孕妈妈很容易患牙龈炎和口腔炎。所以，孕妈妈在孕期一定要注意保持口腔卫生，以防牙龈炎症的产生。

口腔保健的方法

为了保证口腔卫生，孕妈妈要掌握口腔保健的方法。首先，孕妈妈要坚持早、晚刷牙，可以适当地使用一些含氟牙膏，每次进餐或吃水果后都要漱口，及时清除口腔内的食物残渣，防止细菌在口腔内繁殖。其次，要保证营养平衡，补充

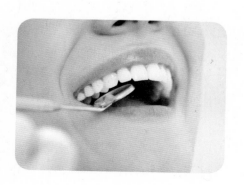

充足的蛋白质、维生素和一些矿物质，多吃鸡蛋、肉类、豆制品和富含维生素的水果和蔬菜等，这样不仅可以防止牙病的发生，而且对胎儿牙齿和骨骼的发育也有好处。

口腔疾病治疗的最佳时间

妇女有牙病应在孕前就治好。如果是轻微牙病，则应维持到产后再处置。在孕期只要坚持经常漱口、刷牙就可以了。若在妊娠期必须拔牙，则拔牙的时间要选择在妊娠中期，因为妊娠早期治疗有可能引起流产，晚期胎宝宝的发育进入了关键时期，很多药物以及麻醉剂不能使用。拔牙时所用麻醉剂中不可加入肾上腺素。麻醉要安全，以防因疼痛而反射性引起子宫收缩导致流产或早产。

使用口香糖清洁牙齿

孕妈妈可以适当地使用口香糖来清洁牙齿，但要注意口香糖里不要含有蔗糖。如果孕妈妈在餐后和睡觉前能咀嚼一片口香糖，而且每次咀嚼的时间不少于5分钟，蛀牙的发生率会大大减小。这是因为，不含蔗糖的口香糖具有促进唾液分泌、抑制细菌生长和减轻口腔酸化的作用。

皮肤痒疹莫忽视

皮肤痒疹的原因

有些孕妈妈在妊娠最后3个月，会出现皮肤痒疹的现象，在分娩后即可自行消退。孕妈妈发生皮肤痒疹的原因多为肝内胆汁淤积，这在医学上称为妊娠期肝内胆汁淤积症。主要是由于妊娠后对体内增多的激素异常敏感所致，也有些孕妈妈是因为胆汁代谢异常引起皮肤瘙痒和皮疹。

肝内胆汁淤积症的危害

专家研究表明：妊娠期，在孕妈妈出现皮肤瘙痒症中，有4.2%~5.0%是患了妊娠期肝内胆汁淤积症。患有肝内胆汁淤积症的孕妈妈容易发生胎盘功能不全、胎儿宫内窒息、早产及产后出血等并发症。因此，孕妈妈对皮肤瘙痒应给予重视，特别是在临产前，应尽快去妇产科检查。

皮肤痒疹的治疗方法

孕妈妈发生皮肤痒疹可采用以下方法治疗。

1.用炉甘石洗液，或黑豆馏油，或用中药蛇床子溶液涂擦局部止痒。具体方法要遵医嘱。

2.在医生指导下可适当用些镇静药和抗过敏药。假如再加服B族维生素、维生素C和静脉注射10％葡萄糖酸钙等，则止痒效果更好。

要尽量避免用手去搔抓痒处，以防抓破皮肤后引起细菌感染。忌用热水、肥皂水擦洗。若孕妈妈把皮肤痒疹控制在轻度，则对胎儿的危害性就较小。同时，在饮食上也要加以注意，多吃新鲜蔬菜和水果，增加维生素的摄入量，少吃辛辣如辣椒、大蒜、韭菜等刺激性食物，以利于血液流通，减少肝脏胆汁淤积。

美好胎教时光

视觉胎教

到妊娠7个月时，胎儿的视网膜才具有感光的功能，对光开始有反应。

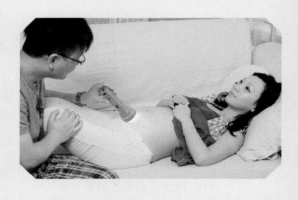

这个时候，孕妈妈可以每天定时用手电筒微光紧贴腹壁一亮一灭照射胎头部位，每次持续5分钟。具体做法是每天选择固定时间，用手电筒通过孕妈妈腹壁照射胎儿头部。这种训练有利于胎儿的视觉功能健康地发育，同时还有助于胎儿强化昼夜周期的分辨，并可促进其动作行为的发育，这对他日后视觉敏锐、协调、专注都会产生良好的影响。注意切忌用强光照射，每次照射时间也不宜过长。

环境胎教

孕妈妈可以在居室里悬挂一些活泼可爱的婴幼儿照片，他们可爱的形象有助于孕妈妈形成良好的心理状态。悬挂一些景象壮观的油画也是有益的，不仅能增加居室的自然色彩，而且能使人的视野开阔。除此之外，还可以在居室悬挂一些隽永的书法作品，时时欣赏。

这些不仅有助于孕妈妈陶冶性情，还能促进胎儿的生长发育。

色彩胎教

色彩能够影响人的精神和情绪，它作为一种外在的刺激，通过人的视觉产生不同感受，给人以某种精神作用。孕妈妈因体内激素的变化，往往性情急躁，情绪波动较大。因此，有意识地多接触一些偏冷的色彩，如绿色、蓝色、白色等，有利于情绪稳定，保持淡泊宁静的心境。

森林浴

所谓"森林浴"，就是在森林里边呼吸新鲜、清爽的空气，边休憩或者散步。走进森林，当你深吸一口散发着草木气息的新鲜空气，它会窜进你的肺里，钻透每一个疲乏的空隙，将你身心的疲惫一扫而空。

在环境污染严重的当下来说，能享受一下森林浴应该是最好不过的了。这不仅对人体健康有益，还能重新唤起你对大自然、对生活的美好愿望。此时身心的舒畅，肯定能给孕妈妈和胎宝宝带来积极的作用。

森林浴能很好地舒缓孕妈妈身心的压力，在森林中一边散步一边呼吸新鲜空气，不仅可以促进新陈代谢，有助于体内废物的排出，还能有效缓解因压力和疲劳引起的神经、肌肉的紧张状态。同时，大自然的鸟叫声、溪水声等，都能在情绪胎教中起到重要的作用，这并不是单纯的音乐就能替代的。

在繁茂的森林里心情自然就变得舒畅起来，这实际上是"植物杀菌素"的功劳。植物杀菌素是植物为了保护自己不受细菌的侵害而释放出的一种芳香性物质，而森林浴的效果也源于此。森林里总有一种特有的草木清香，这种味道被人体吸收之后可轻微刺激人体皮肤，提高机体活性，促进人体血液循环，使人体达到心情安定的效果。同时，森林浴还能使人体获得大量阴离子，使人体神经变得镇定，并可以起到促进新陈代谢、强化人体功能等作用。

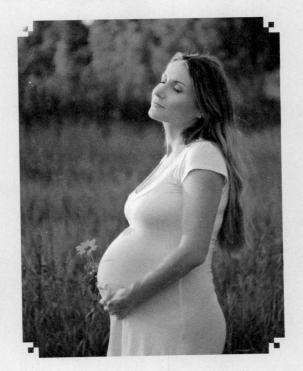

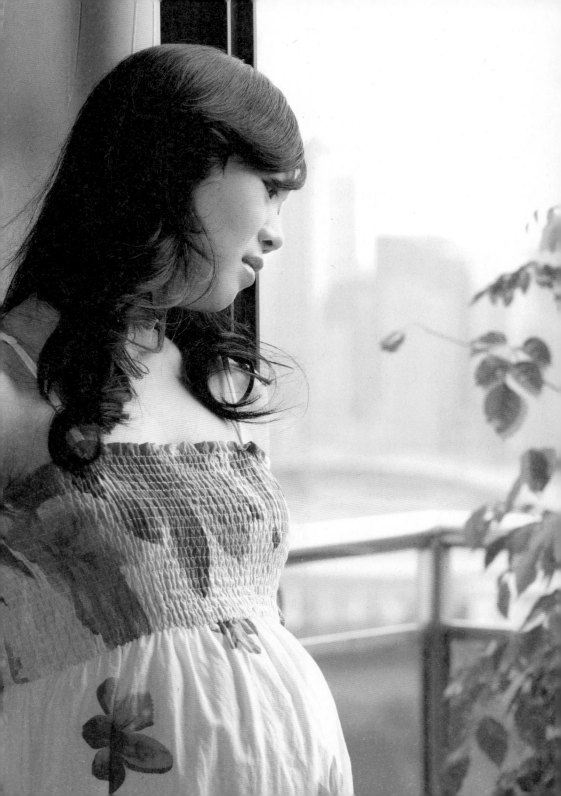

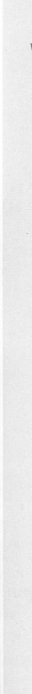

Part 08

孕八月：
甜蜜的负担又加重啦

　　孕妈妈腹部皮肤紧绷，皮下组织出现断裂现象，从而产生紫红色的妊娠斑。下腹部、乳头四周及外阴部等处的皮肤有黑色素沉淀，妊娠褐斑也会非常明显。

　　因为体重的增加，导致行动越来越不方便，特别注意要适时地休息啊！如果久躺时出现头晕、心慌、出汗等现象，这些都是仰躺造成的，改成左侧卧就可以减缓这些症状；另外在起身时也要特别注意，一定要慢慢来，太心急反而会造成伤害。

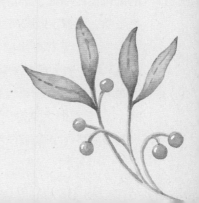

第29周

胎宝宝的奇妙变化

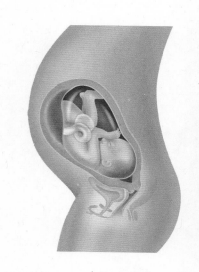

胎宝宝已经八个月了，他的体重已达到1300克左右，眼睛时开时闭，现在能够分辨出光亮了，甚至能够来回地追随光源，此时如果有光亮透过妈妈子宫壁照射进来，胎儿就会睁开眼睛并把头转向光源，这说明胎儿的视觉发育已相当完善。听觉神经也已经发育完成，有时对声音还会做出相应的反应。

此时胎宝宝已经长出一头的胎发，皮肤的触觉也已发育完全，手指甲在检查中也可以看得很清晰，当然胎宝宝的身体和四肢还会继续长大，最终会长得与头部比例相称。这个时候的胎宝宝肺和胃肠功能已接近成熟，不知不觉中已经掌握了新的技能，他已经具备了呼吸能力，还能分泌消化液，胎宝宝的活动会渐渐增多，因为他的肌肉和神经都已经很发达，心脏大体已经发育完全。

孕妈妈的变化

此时，孕妈妈阴道分泌物增多，排尿次数也增多了。孕八月的孕妈妈子宫向前挺得更为明显，子宫底的高度已经上升到25～27厘米，使孕妈妈无论是站立还是走路，不得不挺胸昂头，呈现出一幅矜持和骄傲的姿态。

当然，随着身体越来越笨重，经常会给孕妈妈带来诸多不舒服，比如稍微多走点儿路，就会感到腰痛和足跟痛；有时还会出现便秘和烧心感，更有甚者，升到上腹的子宫顶会压着膈肌和胃，孕妈妈因胃受到压迫饭量减少，呼吸也会受到影响，甚至有时会觉得上不来气，需要耸肩来协助呼吸。孕妈妈夜里偶尔还会因增大的子宫挤住了腹部的大血管突然感觉神志昏迷。

孕妈妈的健康饮食

◦ 孕八月的营养原则

从这个月开始，胎儿的身体长得特别快，细胞体积迅速增加，大脑的增长达到高峰。肺部迅速发育，体重每月增加700～1000克，营养对于胎儿的影响较前两个月更为重要。但若孕妈妈营养摄入不合理，将直接影响胎儿的发育以及分娩，如营养摄入过多，就会使胎儿长得过大，出生时就会造成难产。由于胎儿的推挤，孕妈妈内脏全部上移，胃部也有受压感，所以易感到食欲不振。这段时间极易患上妊娠高血压疾病，因此尽量少吃含盐多的食品。除此之外，这个月的饮食安排还应以含钙质丰富的食物为主，同时多吃含纤维素多的蔬菜、水果，少吃辛辣食物，以减轻便秘和痔疮的症状。

◦ 一天的饮食安排

◎早餐
主食：麦片粥1小碗，蟹黄包2个（约150克）。
副食：各类清淡蔬菜，炒鸡蛋或瘦肉类，餐后水果可吃猕猴桃2个（约200克）。

◎午餐
主食：米饭2小碗或杂面小馒头2个（量约150克）。
副食：竹笋炒肉（猪瘦肉50克，鲜竹笋或水发竹笋250克），清炖羊肉（羊肉250克），萝卜大骨汤1小碗，餐后水果香蕉1个（约100克）。

◎晚餐
主食：米饭2小碗或或鸡蛋骨汤面2小碗（量约150克）。
副食：肉片西蓝花（西蓝花150克、青椒50克、瘦肉100克），清蒸海鱼（海鱼250克、姜丝少许），虾仁炒冬瓜（冬瓜150克、鲜虾仁100克），紫菜鸡汤，餐后水果可根据自己的口味选择（量约100克）。

◦ 每天饮食的品种

专家建议，这个时期每天饮食的品种和量如下：主食（大米、面粉、小米、玉米和杂粮）370～420克，蛋类（鸡蛋、鸭蛋、鹌鹑蛋）50克，牛奶250毫升，肉类和鱼类150克，动物肝脏50克（每周1～2次），豆类60克，蔬菜500克，水果500克，烹调用油20毫升。

按摩好处多

手臂按摩

此按摩方法能够帮助孕妈妈缓解臂痛麻木。

方法：孕妈妈两手掌相对着力于臂前后及内外侧，按摩者由腋下推至腕上，连续做10~20次即可。

脊背按摩

此按摩方法主要治疗背部疼痛、胸闷肋痛、腹胀气逆。

方法：从两侧肩颈部开始，用双掌分别沿着孕妈妈的脊侧背肌按揉至两臀骶部，反复按摩10~20次。

大腿按摩

此按摩方法可以帮助孕妈妈缓解腿部水肿。

方法：孕妈妈平躺于床上，

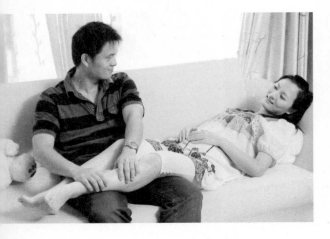

双腿放平，按摩者双手环扣在孕妈妈膝盖以上的位置，然后从上至下推按。

脚踝按摩

此按摩方法可以促进血液循环。

方法：一手握住孕妈妈脚踝，另一手握托脚底部，轻缓用力旋摇屈伸踝关节，然后用拇指和食指相对用力捏脚趾上、下部，分别循序捋理。

羊水过多或过少

羊水的作用

羊膜为胎儿的附属部分，羊膜腔内的液体称为羊水。羊水是维持胎宝宝生存的要素之一，从胚胎开始形成之前，羊水就将子宫壁撑开，给胎宝宝提供生长发育所需的自由空间。它保护着胎儿免受挤压，防止胎体粘连，保持子宫腔内恒温恒压。我们还可以通过分析其成分来了解胎宝宝的成熟度和健康情况，而且阵痛时借着水囊传导压力也可协助扩张宫颈。

羊水过多的原因

1.由于胎儿头部畸形或脊髓破裂，致使脊髓液混入羊水中。

2.胎儿的消化管发生障碍，对

羊水的吸收力减弱。

3.同卵双胞胎等情况——同卵双胞胎共用一个胎盘，而胎盘并不是被分为同样大小的二等份时，胎儿的发育就会有所差别。一般发育较大的胎儿会导致心脏或肾脏的肥大，造成羊水过多的症状；相反，较小的胎儿则容易有羊水过少的现象。

4.母体患有糖尿病，造成胎儿多尿的情形。

5.母体的心脏或肾脏有问题，致使血液循环不良。

羊水过多的治疗

孕妈妈一旦发现腹部增大明显时应立即去医院检查，以明确是否为羊水过多，胎儿有无畸形，及有无其他并发症，如双胎、妊娠高血压疾病等。如症状不重，胎儿无畸形可继续妊娠，但应注意休息，服低盐饮品，或在医生指导下用药，即可顺利分娩。如症状严重，可从腹部做羊膜腔穿刺，放出一部分羊水，以暂时缓解症状，并应预防感染。如有胎儿畸形，应终止妊娠，经阴道做高位破膜。

羊水过少的症状

妊娠晚期羊水量少于300毫升

者称为羊水过少，孕妈妈一般无自觉症状，妊娠早、中期羊水过少时多以流产而告终。羊水过少时，羊水黏稠浑浊，呈暗绿色。羊水过少的原因现在还不清楚，一般可见于胎儿发育不良、胎盘缺血，或并发妊娠高血压疾病，或并发心血管疾病，也有人认为过期妊娠者或胎膜本身病变可导致羊水过少。

羊水过少主要表现为孕妈妈常在胎动时感到腹痛；检查时常因轻度刺激引起子宫收缩；分娩时产程往往延长，胎儿易发生宫内窘迫、窒息；如破膜则可见少量黏稠羊水。羊水过少有时诊断较难，易忽略，做B超检查可以查出羊水明显减少。

羊水过少的治疗

对足月妊娠确诊为羊水过少者，要密切观察胎儿情况，如有异常应终止妊娠，或立即破膜引产。产程中要严密观察胎儿情况，如有宫内窒息，应立即结束分娩。足月妊娠而无胎儿畸形者，可进行剖宫产。

第30周

👣 孕妈妈不宜吃什么

孕妈妈不宜滥服鱼肝油

鱼肝油含有丰富的维生素A和维生素D，是治疗维生素缺乏症的药物。许多妊娠女子认为鱼肝油含维生素丰富，对胎儿有益，便大量服用，殊不知过多服用鱼肝油，会导致胎儿畸形。

因为大量食用鱼肝油后，孕妈妈体内的维生素D会过量，会引起胎儿主动脉硬化，不仅会影响其智力的发育，还会导致肾损伤及骨骼发育异常。为使胎儿健康成长，孕妈妈在服用鱼肝油时一定要慎重。

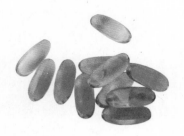

孕妈妈忌食甲鱼和螃蟹

甲鱼做成的菜肴味道非常鲜美，但是甲鱼性寒味咸，有着较强的通血络、散瘀块作用，因而有一定堕胎之弊，尤其是鳖甲的堕胎之力比鳖肉更强。

螃蟹也因其味道鲜美而深受大家的青睐。但其性也属寒凉，有活血祛瘀之功效，尤其是蟹爪，有明显的堕胎作用。倘若孕妈妈在怀孕早期食用则容易出血、流产。

孕妈妈不宜吃上火的食物

孕中期孕妈妈易燥热上火，所以要少食致热的食物，可以吃些养血清热凉补的食品，如菊花茶、新鲜果汁及富含铁质与高钙的食物。偶尔也可进食一些养胎食物，可根据孕妈妈的不同体质选一些不同的食疗方。

体虚的孕妈妈，夏季可以吃一些非凉性的瓜果，如樱桃、莲雾、酪梨、木瓜。在盛夏中午，可食用西瓜、哈密瓜、水梨、竹笋等凉性水果，但是到了晚上就不宜吃这些了，以免引起腹泻、痰多、咳嗽。不要贪吃冰品或凉性食物，以免造成胎儿虚寒的体质。

乳房护理小窍门

护理乳头的重要性

乳房是哺乳宝宝的"粮库"。从妊娠5~6个月开始，要经常用中性肥皂和温水擦洗乳头，锻炼乳头皮肤。至妊娠晚期，每日要认真擦洗乳头2次，这样既可以保持乳房清洁，又可增强乳头皮肤的坚韧性，因新生儿、婴幼儿吃奶时吸吮力很大，这就为哺乳做好了准备，避免哺乳期乳头受损，引发乳腺炎。

妊娠期如何护理乳房

为加强对乳房的保护，须做到如下几点。

1.孕妈妈的皮脂腺分泌旺盛，乳头上常有积垢和痂皮，不要生硬地去掉，应先用植物油（芝麻油、花生油或豆油）涂敷，使之变软再清除。

2.对于内陷的乳头，在擦洗干净后，用双手手指置乳头根部上下或两侧同时下压，可使乳头突出。乳头短小或扁平者则可用一手压紧乳晕，另一手自乳头根部轻轻向外牵（有早产倾向者不宜使用牵法）。这些都是简便易行的纠正方法，每日可进行10~20次，甚至更多，数月后，就可见到成效。

3.为开通乳腺管，促进乳腺发育，可用温热毛巾敷在乳房上，在毛巾上面把乳房夹住，在手掌和肋骨之间进行按摩。从怀孕的第33周起，可经常用手指把乳晕周围挤压一下，使分泌物流出，以防止腺管不通，造成产后乳汁郁积。

妊娠期乳房保健注意事项

1.不宜穿过紧的衣服。睡眠时不要俯卧，俯卧会使乳房受到挤压。

2.孕期禁用丰乳霜和减肥霜。因为其中含有一定的激素或药物成分，此时使用会使乳房的正常发育受到影响。

准爸爸必修课

积极参与胎教

在妊娠过程中，当妻子对胎儿进行胎教时，丈夫不能袖手旁观，应积极参与。在胎儿触觉基本形成的时候应更加频繁地按摩孕妈妈的腹部，在进行对话的时候，用手指头敲一下孕妈妈的腹部可以感觉到胎儿的脚在动。丈夫还要做好家庭中的妊娠监护，如有异常情况，应及时帮助妻子处理，必要时送医院诊治。

此外，当发现妻子对胎教不是很热心时，要鼓励妻子适时进行胎教，同时激发妻子进行胎教的热情；当妻子有一些不良的习惯时，

要帮助妻子克服和改正。

帮妻子称体重

从妻子怀孕28周后，每周要测量一次体重。一般孕妈妈每周体重要增加0.5千克。孕妈妈的体重过重或不增加，都是不正常的表现，应及时到医院，请医生检查诊治。

为宝宝准备物品

这个时期准爸爸应该和孕妈妈一起为宝宝布置一个充满阳光的卧室，并且为宝宝准备一张舒适的床，床的四周应有至少50厘米高的床栏，两侧可以放下，栏杆之间距离不宜过大，也不可过小，以防夹住孩子的头和脚。床的四周要求为圆角，无凸出部分。如果是买新床，条件允许的话，不妨尽量选择可以用到2～3岁的大型婴儿床，比较经济实惠。但是，为了节省空间，也可以购买折叠式婴儿床。

新生儿的衣服一定要选用柔软、手感好、通气性和保暖性好、易于吸水的棉织品，颜色宜浅淡，这样容易发现污物，样式可选用最常用的斜襟样式，衣服要宽大些，便于穿脱，至少准备3件以上。另外，还要购买一些婴儿用品，如童车、奶瓶、尿布、婴儿护肤品等。

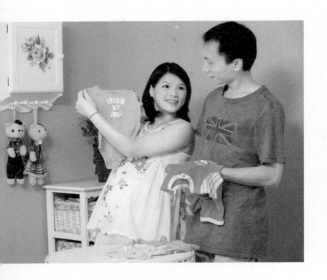

妊娠糖尿病的防治

什么是妊娠糖尿病

妊娠糖尿病是指原来并没有糖尿病的女性，在妊娠期间却发生葡萄糖耐受性异常，其发生率为1%～5%。这主要是由于孕妈妈体内分泌的肾上腺皮质等激素能够和胰岛素对抗，胎盘也会分泌一些抗胰岛素的物质，这使得胰岛功能失调，从而导致孕妈妈患妊娠糖尿病。

糖尿病对母体有哪些危害

在妊娠前就患有糖尿病的孕妈妈，妊娠后可能发生很多并发症，如肾脏病变、神经病变以及视网膜病变等。孕妈妈患有妊娠糖尿病则会使其新陈代谢异常，高血糖造成血中酮体增高，从而引起酸中毒，还可能使孕妈妈泌尿系统受到感染。

糖尿病对胎儿有哪些危害

孕妈妈的妊娠糖尿病可能会引起胎宝宝先天性畸形、新生儿血糖过低而猝死、羊水过多、早期破水、早产等，胎儿还可能在子宫内因为缺氧而死亡。

妊娠糖尿病患者应如何安排饮食

控制饮食是防治妊娠糖尿病的主要方法，其饮食原则是营养素的供给量既能满足孕妈妈和胎宝宝的生长发育需要，又不引起餐后血糖过高。因此，妊娠糖尿病患者的饮食应注意如下几点。

1.不要食用含糖量高的食物，否则会导致血糖过高，加重孕妈妈的病情或产生巨大儿。

2.适当地增加糖类的量，蛋白质的供给也要充足，要与妊娠期相同的正常孕妈妈的每日蛋白质的进食量基本相同或略微高一点儿。

3.每天进食4~6次，睡觉前必须进食1次，以保证供给胎儿的营养需要，防止夜间发生低血糖，还要多食用一些豆制品，增加植物蛋白质。

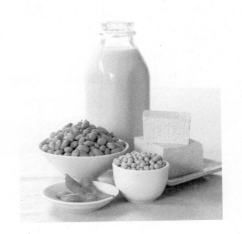

第31周

👣 如何检测宝宝的胎位是否正常

在怀孕早、中期时，胎儿往往还漂浮在羊水中，加上活动，所以胎位会发生变化，在孕32周后就比较固定了。胎宝宝的头呈圆球状，相对较硬，是最容易摸清楚的部位。因此，胎位是否正常可通过监测胎头的位置来确定。

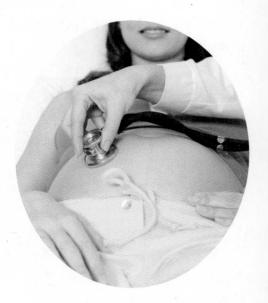

正常胎位时，可在下腹中央即耻骨联合上方摸到胎儿头部，如果在这个部位摸到圆圆、较硬、有浮球感的东西，那就是胎头。要是在上腹部摸到胎头，在下腹部摸到宽软的东西，表明胎儿是臀位，属于不正常胎位；在侧腹部摸到胎头，胎体呈横宽走向时为横位，也属于不正常胎位。这两种胎位均需在医生指导下采取胸膝卧位纠正，每次15~20分钟，早晚各1次。如果胎儿存在脐带绕颈，孕妈妈在进行胸膝卧位纠正时，一定要在医生指导下进行，谨防出现胎儿窒息。需要注意的是，不正常的胎位即使已经纠正过来，还需坚持监测，以防再次发生胎位不正。

监测胎宝宝健康状况，从记录胎动开始

怀孕29~38周是胎动最频繁的时期，接近足月时则略微减少。孕妈妈可以从本周开始每天记录胎动。每天记录胎动，是监测胎儿健康的简单、经济而又有效的方法，它不仅可及时发现胎儿缺氧或胎盘功能不足的情形，还可减少孕妈妈因过度紧张而造成的疑虑。一旦发现胎动不正常的情形，可以及时就医，减少意外事情发生的概率。

如何预防和应对早产

胎儿在孕28~37周就分娩出来的，视为早产。和流产不同的是，早产的婴儿有存活和成长的可能，尤其是32周以后出生的婴儿。

早产的原因

在妊娠满28~37周之间发生分娩者，称为早产，占所有分娩的5%~15%。此时娩出的新生儿发育尚未成熟，体重多在2500克以下。一般来说，早产月份越小，新生儿体重越轻，生命力也越弱。孕妈妈早产可能有以下原因。

1.孕妈妈年龄小于18岁或大于40岁，体重轻于45千克，有过流产、早产史。

2.孕妈妈患有慢性疾病或急性传染病，如阑尾炎、心脏病、肾病、甲状腺功能亢进等，或者是孕妈妈生殖器官异常。

3.孕妈妈过于劳累或营养不良，或遭受过严重的精神刺激。

4.胎儿方面的原因有受精卵异常、双胞胎、羊水过多、羊水过少、前置胎盘、胎位不正等。

早产的症状及经过

比较早期的早产主要症状为下腹胀痛、出血，与流产的情况大致相同；比较后期的早产，则接近一般的分娩。分娩时的主要征兆有子宫收缩、破水、流出带血的分泌物，这3种征兆不一定会同时出现，但只要出现了其中的一种情况，就必须马上接受医生的检查。

早产的预防

孕妈妈应定期进行产前检查，应对早产要从预防着手。

1.有心、肾疾患或高血压的患者在妊娠前就应到医院检查，以决定是否可以妊娠或何时妊娠为宜。一旦怀孕，要按期进行产检，做好保健工作，以减少并发症的发生。

2.积极治疗妊娠并发症，尤其要做好妊娠高血压的防治，减少早产的发生。宫颈内口松弛者应于怀孕16周左右做宫颈内口缝合术。

3.要保持良好的心态，消除心理压力，因为心理压力越大，早产的发生率就越高。特别是心理紧张、抑郁和焦虑，这些都和早产有着密切关系。

4.孕晚期要减少活动，注意休息，避免疲劳。放松心情，让情绪平稳，避免紧张以及受到惊吓或刺激。如果由于活动不足引起血液循环不良，不妨请家人为你做适度的肌肉按摩。

5.一旦出现下腹坠胀、疼痛、阴道有血性分泌物等早产征兆时，应采取左侧卧床休息的方式，并根据胎儿情况，在医生指导下采取必要的保胎措施，最好住进医院，保持安静，尽可能延长妊娠期，让胎儿更趋成熟，提高早产儿的存活率。

● 预防早产的饮食调理

◎切忌过多食用空心菜、山楂、苋菜等可致滑胎的食物。

◎控制饮水量和盐分摄入，预防出现水肿，小心妊娠高血压综合征。

◎适当吃一些预防便秘的食物，如蔬菜、水果等。如果连续便秘或腹泻，排便时的刺激会使子宫收缩，造成早产。

● 早产时应注意的事项

当有早产的情况发生时，首先孕妈妈要保持安静，尽可能趁早接受医生的检查与治疗。如果孕妈妈腹部没有胀痛的现象，也无出血、分泌物而突然破水时，可垫上一层厚厚的脱脂棉，并用丁字带固定，然后立即住院治疗。

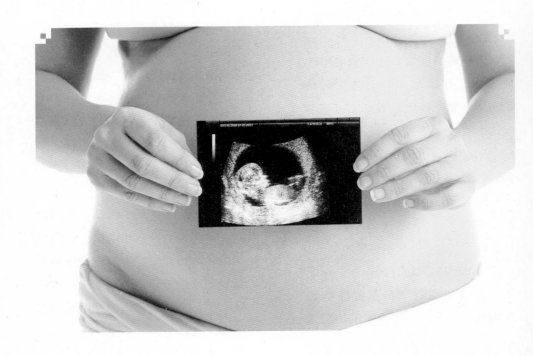

🐾 做做产前运动

妊娠进入第8个月，孕妈妈的运动应以散步、做些力所能及的家务为宜，要比前几个月适当地减少运动量，如果感到累了，应马上休息。

○ 做产前训练的好处

妊娠晚期，孕妈妈应该做好分娩辅助动作的训练，学习各种分娩知识，以便在分娩时配合医护人员，使自己顺利分娩。分娩能否顺利进行，很大程度取决于产妇是否懂得用力、休息、呼吸这三方面的方法，所以孕妈妈应该从这几方面进行训练。

○ 锻炼骨盆底肌肉的方法

仰卧在床上，垫高头部，双手平放在身体的两侧，双膝弯曲，脚底平放于床面，像要控制排尿一样，分5次使盆底肌肉完全收缩，然后再分5次使盆底肌肉逐渐放松。每组重复10次，每天至少进行3~5组。

○ 腰椎运动

孕妈妈蹲在地上，双手支撑身体，头垂下，两肩及背部随着头部一起向下，使脊背弓起。然后头部抬起，两肩及背部随着头部一起挺起，使脊背向下弯。重复做10次，

此运动不仅可以帮助孕妈妈减轻腰痛，还能帮助生产过程顺利进行。

○ 下蹲运动

进行下蹲运动，可以使骨盆关节灵活，增加背部和大腿肌肉的力量和会阴的皮肤弹性，以利于顺利分娩。

方法是：两脚稍分开，面对一把椅子站好，保持背部挺直，两腿向外分开且蹲下，用手扶着椅子，在觉得舒服的前提下使这种姿势尽量保持长久一些。如果感到双脚底完全放平有困难，可以在脚后跟下面垫一些比较柔软的物品。起来时，动作要慢一些，扶着椅子，不要贪快，否则可能会感到头昏眼花。

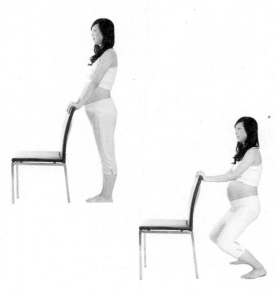

妊娠黄褐斑的防治

有研究表明黄褐斑的形成与孕期饮食有着密切关系，如果孕妈妈的饮食中缺少一种名为谷胱甘肽的物质，皮肤内的酪氨酸酶活性就会增加，从而出现黄褐斑。下面介绍一些对防治黄褐斑有很好疗效的食物。

各类新鲜蔬菜

各类新鲜蔬菜含有丰富的维生素C，具有消褪色素的作用。其代表有马铃薯、卷心菜、花菜等。瓜菜中的冬瓜、丝瓜等对孕妈妈的皮肤也具有一定的美白功效。

猕猴桃

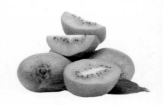

猕猴桃中富含维生素C、B族维生素、维生素D、钙、磷、钾等营养元素。其中维生素C能够有效地抑制皮肤内多巴醌发生氧化作用，能使皮肤中深色氧化型色素转化为还原型浅色素，从而干扰黑色素的形成。但要注意脾胃虚寒的孕妈妈不可多吃，否则易腹泻。

大豆

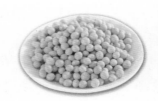

大豆中所富含的维生素E能破坏自由基的化学活性，不仅能抑制皮肤衰老，而且还能防止色素沉着于皮肤中。孕妈妈若经常食用用大豆熬制的甜汤，就能有效地消除黄褐斑。

谷皮类食物

谷皮类食物中富含维生素E，能有效抑制过氧化物质产生，从而起到干扰黑色素沉淀的作用。

番茄

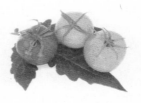

番茄具有保养皮肤、消除雀斑的功效。它丰富的番茄红素、维生素C能抑制黑色素形成，孕妈妈可常食用。同时，还可以将面部洗干净后用番茄来敷面，每次敷20分钟左右，能够有效地帮助孕妈妈去除黄褐斑。但需注意，番茄性寒，孕妈妈不宜空腹食用，否则易造成腹痛。

第32周

上班族孕妈妈应适时停止工作

怀孕满38 周的上班族孕妈妈就可在家中休息，为临产做准备了。如果孕妈妈的工作环境相对安静、清洁，危险性较小，且身体状况良好，那么可在预产期的前一周或两周回到家中，静静地等待宝宝的诞生。

在孕晚期，孕妈妈可能会感觉到行动特别不便，如果孕妈妈的工作不属于体力劳动，工作强度不是很大，亦可上班，只是要避免上夜班。如果孕妈妈的工作需要长期使用电脑，或在工厂操作间等阴暗嘈杂的环境中工作，那么建议孕妈妈在怀孕期间调动工作，或选择暂时离开工作岗位，待在家中。

如果孕妈妈的工作是饭店服务人员或者销售人员，或每天至少需要4 小时以上的行走时间，建议孕妈妈在预产期的前两周半就离开工作岗位回到家中待产。

由于个体差异的存在，变化范围也比较大，以下表格数字仅供参考。

孕妈妈停止工作时间参考表

工作状况	建议停止工作的孕周
秘书、工作较轻松的职员	40 孕周
教授、管理人员	40 孕周
间断地举重物(22.68 千克以下)	40 孕周
偶尔举重物(22.68 千克以上)	30 孕周
经常弯腰(达10 次/ 小时)	28 孕周
长时间站立(每天长于4 小时)	24 孕周
重复举重物(11.34 ~ 22.68 千克)	24 孕周
重复举重物(22.68 千克以上)	20 孕周
爬梯或杆(每天多于4 次)	20 孕周

🐾 黑色食物宜多吃

目前，国内出现了一股黑色食品热，黑色米饭、黑豆、黑色面包、黑色海藻、黑芝麻色拉等，这些食品成为养生的佳肴，孕妈妈可以多吃的黑色食物有以下几种。

◌ 黑芝麻

黑芝麻含有丰富的不饱和脂肪酸、蛋白质、钙、磷、铁等营养素，还含有多种维生素等。黑芝麻作为食疗品，有益肝、补肾、养血、润燥、乌发、美容的作用，黑芝麻的神奇功效，还在于它含有的维生素E居植物性食物之首。

◌ 黑豆

黑豆入药保健效果强于黄豆，其突出的优点是蛋白质含量高，且质量好。黑豆还含有丰富的不饱和脂肪酸、钙、磷、铁及胡萝卜素、B族维生素等。常食黑豆对健康有益，不仅可补充丰富、优质的蛋白质，还有活血、利尿、祛风、解毒等功效。

◌ 黑米

黑米的营养价值比一般白米高，每100克黑米含11.3克蛋白质，普通白米仅含6~8克。黑米中蛋白质含的必需氨基酸也较多，其中赖氨酸是白米的2.0～2.5倍。黑米能滋阴补肾，补胃暖肝，明目活血，对头昏、贫血、眼疾等的防治效果较佳。

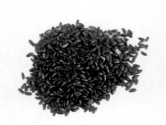

◌ 黑色的海藻、海带、紫菜

它们富含碘质，钙、镁、铁含量也很丰富，有利尿、消肿、清血热、降血压等作用。

◌ 乌鸡

乌鸡含有丰富的优质蛋白质，脂肪中含有不饱和脂肪酸。中医认为乌鸡有养阴退热、补肝益肾等功效，适用于虚弱、瘦弱、潮热、脾虚泄等症。

◌ 木耳

木耳含蛋白质、脂肪、糖类和钙、磷、铁等营养物质以及胡萝卜素、烟酸、维生素B_1、磷脂等多种营养素，还含有对人体有益的植物胶质。它不但是一种天然的滋补剂，而且有排除人体肠道中的毛发、防治高血压等作用。

自我矫正胎位异常

胎位不正的危害

胎儿在子宫中的正常姿势是头部朝下臀部朝上，分娩时头部先娩出，而胎位不正的分娩顺序却不同。当胎儿的腹部、胸部已经露出母体外，而头部却还滞留在产道时，新生儿就有可能呈现假死状态。因为正在分娩的胎儿已经开始呼吸，堵塞在胎儿口、鼻中的产道分泌物、羊水等会被吸入气管内，造成新生儿呼吸困难。同时，由于最硬的头部最后才出来，而初产妇在助产阶段已耗费许多体力及时间，从而又增加了假死状态的危险性。

胎位不正的类型

单臀位：胎儿身体在臀部好像折成两半似的，双腿高举于头部附近。分娩时，胎宝宝的臀部先出来，这种分娩方式是胎位不正中最安全的一种，一般不必担心胎宝宝的头部会被卡住。

复臀位：胎儿呈下蹲的姿势，分娩时臀部和一只脚会先出来。这种类型的安全程度仅次于单臀位的分娩方式。

不全足位：分娩时胎宝宝只有一只脚先出来。这种类型与前两种情况不同，它容易提早破水，有时脐带会脱落到子宫口外，被压迫在胎宝宝与子宫壁之间，从而危害胎宝宝的生命。

全足位：分娩时胎宝宝的两只脚先出来。这是胎位不正中最危险的一种类型，它比不全足位更容易造成脐带脱落，使通向胎儿的血液循环情况恶化。

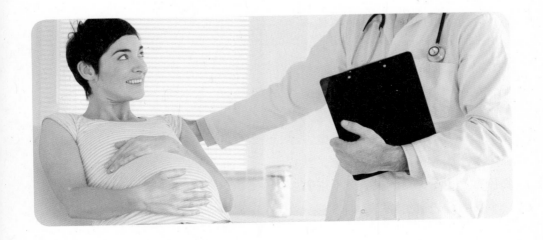

矫正胎位不正的方法

胎位不正的孕妈妈们不必惊慌，只要定期做好产前检查，尽可能弄清引起胎位不正的原因，按医生的指导去做，了解能否纠正及纠正方法，就能安全度过分娩期。以下介绍一种纠正胎位的方法。

做膝胸卧位来纠正。具体方法是：最好空腹进行，先排空小便，松开腰带，在硬板床上，胸膝着床，臀部抬高，大腿和床垂直，胸部要尽量接近床面。此纠正法在睡前做，做完后睡觉以保证纠正的胎位不再变动，每次做15分钟，连续做1周，每周检查一次看胎位是否转正。

如果以上方法不见效，到妊娠34周后，由医生检查确定是否可行从外部进行倒转，让胎儿转180°，及约好倒转的时间。

经上述方法胎位仍然不能得到纠正，则需要在预产期前1～2周住院待产。胎位不正，医生可根据具体情况决定分娩方式，不一定都要施行剖宫产，医生会根据骨盆大小、胎儿大小、胎位不正的类型、产力及产次等具体情况来决定，当然剖宫产也不失为解决胎位不正的一个常用、安全的方法。

如果胎宝宝到了妊娠28周还是臀位，医生会教你进行外部胎位倒转术，帮宝宝转为头向下的姿势。外部胎位倒转术有60%～70%的成功率。如胎宝宝还会再转回来，所以需要再实施一次倒转术。倒转术是个安全又不会太难受的程序，但是偶尔也会造成孕妈妈疼痛或是胎儿窘迫的情形。

宝宝臀位的处理

半数左右的胎宝宝一开始，也就是在怀孕早期都是臀部朝下的。到了孕26～28周，才变成头朝下。如果胎宝宝到了妊娠28周还没转向，很可能就会一直保持臀位。因为某些不明因素，有3%～4%的胎宝宝是不会变成头朝下的。如果胎宝宝到了妊娠28周还没有自行转向，医生会教你采取胸膝卧位纠正，或进行外部胎位倒转术。

美好胎教时光

此时已到了妊娠晚期，胎儿的主要器官都已经发育完毕，对各种外界刺激信息已有了比较灵敏的反应，对外界的接受能力也进一步增强了。

数学胎教

在与胎儿讲话、给胎儿读画册和讲故事、教胎儿学文字的基础上，孕妈妈还可以教胎儿学数学，如加减算法和认识图形。在教胎儿学算术和认识图形的时候，要充分发挥想象力，将数字和图形变成立体的形象，这样会使胎儿学起来饶有兴趣。如数字"1"可以想象成竖起来的一支笔或一根筷子；数字"2"可以想象成一只活生生的小鸭子等。

抚摸胎教

8个月的胎儿活动有力，反应灵敏。这时可以温柔地抚摸或轻拍胎儿，和胎儿玩游戏。动作可较以前大一些。孕妈妈仰卧或侧卧在床上，呼吸均匀，全身放松。孕妈妈可用双手从不同的方向抚摸胎儿，右手轻轻压，左手轻轻放；或者用双手手心紧贴腹壁，轻轻地做旋转抚摸动作。可以左旋转，也可以右旋转，这时胎儿就会做出一些反应，如伸胳膊、蹬腿等。

这种帮助胎儿运动的做法坚持一段时间后，胎儿就习惯了，能够形成条件反射，只要母亲用手刺激，胎儿便很快进入运动状态。这种训练一般在晚上8点左右进行最好，每次时间不超过10分钟。训练时用音乐伴奏，效果会更好。

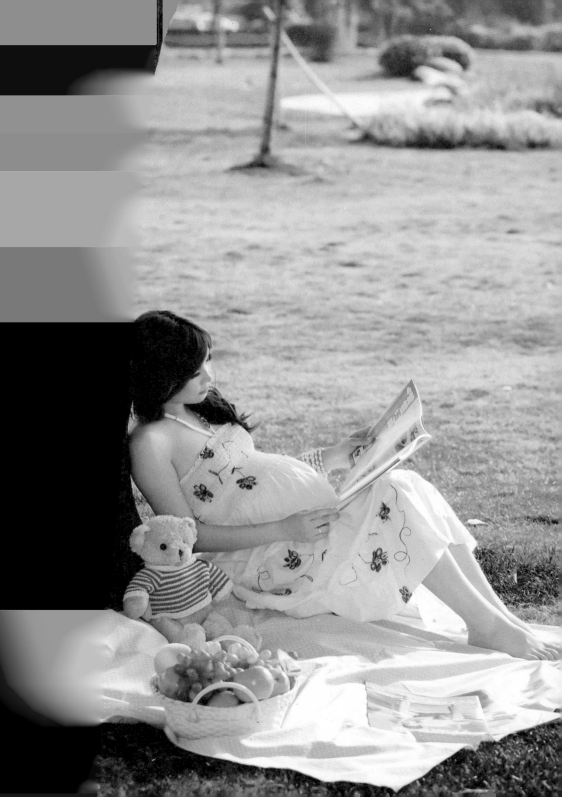

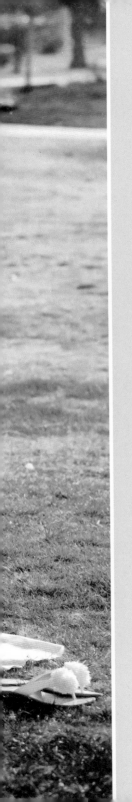

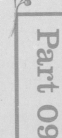

Part 09

孕九月：
胜利的曙光就在眼前

　　预产期越来越近了，孕妈妈的内心一定既紧张又兴奋，很快可以看到这个和自己血脉相连的小人儿了！怀孕的第九个月对有些孕妈妈来说或许是最不舒服的一段时间，因为此时子宫位置最高，心脏、肺部都被往上推。而胎宝宝经过九个月的努力成长，内脏器官基本发育成熟，具备了较强的呼吸和吸吮能力。

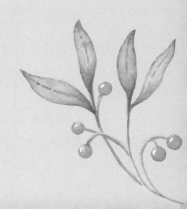

第33周

🐾 胎宝宝的奇妙变化

　　孕九月，胎宝宝身子已长到 46～50厘米，体重2000～2800克。胎宝宝已经为分娩做好了准备，将身体转为头位，即头朝下的姿势，头部已经进入孕妈妈的骨盆。胎宝宝此时身体呈圆形，皮下脂肪较为丰富，皮肤的皱纹、毳毛都相对减少，皮肤呈淡红色，指甲长到指尖部位，此时的胎宝宝已具有婴儿般可爱的容颜及体态，皮肤上细柔的毛也不再脱落。

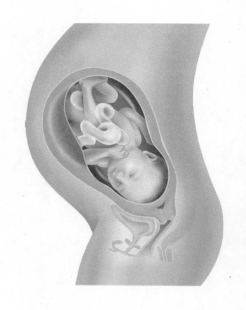

　　胎宝宝的手肘、小脚丫和头部可能会清楚地在孕妈妈的腹部凸现出来，此时胎宝宝的性器官、内脏已发育齐全，呼吸系统、消化系统已近成熟，听力也已充分发育，男宝宝睾丸大多下降至阴囊，女宝宝大阴唇隆起，生殖器官发育完善。

　　由于胎宝宝已具备吸吮能力，所以即使早产，多半也能正常发育，但仍需借助保温箱。

🐾 孕妈妈的变化

　　因胎宝宝增大并逐渐下降，很多孕妈妈会觉得腹坠腰酸，骨盆后部肌肉和韧带变得麻木，有一种牵拉式的疼痛，使行动变得更为艰难。大约在分娩前一个月，宫缩就已经开始了。

　　而且，随着距离预产期越来越近，考虑到自己要经历痛苦的生产过程，孕妈妈可能会有些焦虑。要知道，产前焦虑会对胎儿会造成直接的影响。到本月结束时，乳房会分泌很淡的乳汁（初乳），乳头的部分也会出现白点及出乳孔，有时还会浮出如沙般的污垢。那些是堵塞出乳孔的污垢，出乳孔一旦受阻，乳汁就不易流出。所以这个时期，护理乳头的工作就显得非常重要。

孕妈妈的健康饮食

孕九月营养搭配要求

由于胎儿在腹内的占位，孕妈妈胃部的压迫感更加强烈，再加上胎儿越来越重的重量，孕妈妈会备感疲惫，胃口大减。因此，此时在饮食上应以少食多餐、清淡营养为原则。而且，为了保证胎儿最后发育的需要，这一时期，孕妈妈的营养应以丰富的钙、磷、铁、碘、蛋白质、多种维生素（如维生素E、B族维生素）为主，同时应进食含植物纤维素较多的蔬菜和水果，以缓解便秘和痔疮。

一日的饮食安排

◎早餐
主食：米粥2小碗，豆沙包1~2个（量约100克）。
副食：各种清淡拌菜1盘，鸡蛋1个，酱牛肉100克。上午水果以开胃为首选，如桃、梨等。

◎午餐
主食：米饭1小碗或馒头2个（量约150克）。
副食：粉丝煨牛肉（牛肉150克、粉丝150克），炒时蔬（时令蔬菜2~3种），骨汤类的汤羹1小碗。下午水果为香蕉2根。

◎晚餐
主食：白米饭2小碗或挂面1碗（量约150克）。
副食：虾子豆腐（豆腐100克、瘦肉50克、虾子20克、青蒜50克），豌豆苗炒肉（瘦肉50克、豌豆苗150克），豆腐草鱼汤1小碗。晚上水果可根据自己的口味选择。

用温水冲服冲调营养品

孕妈妈服用的一些营养品，如麦乳精、蜂乳精、葡萄糖等滋补营养品都是以炼乳、奶粉、蜜糖等为主要原料加工制作的，这类滋补饮料当加温至80℃时，大部分营养成分会分解流失掉，会大大降低其营养价值。所以，最好用温水冲服。

学会自我监护

鼻塞和鼻出血的原因

大约有20%的孕妈妈在妊娠期会发生鼻子不畅和鼻出血情况，尤以最后3个月多见。这常会使孕妈妈误认为是患了感冒，从而担心腹中的宝宝会受到影响。实际上，妊娠期鼻堵塞不一定是患了感冒，大部分是由于内分泌系统的多种激素刺激鼻黏膜，使鼻黏膜血管充血肿胀所致。此时不用担心，这种现象常在分娩后消失，不会留下后遗症。

鼻塞的处理

孕妈妈在鼻子不通气、流鼻涕时，可用热毛巾敷鼻，或用热蒸汽熏鼻部，这样可以缓解症状。孕妈妈不要擅自使用滴鼻药物，如麻黄素、滴鼻净等。特别是患有高血压的孕妈妈，使用麻黄素类药物会加剧血压升高。

鼻出血的处理

发生鼻出血时，孕妈妈可用手捏鼻翼，便能很快止住血。如果仍未止住，可在鼻孔中塞一小团清洁棉球，紧压5～10分钟，并揉住鼻柱。若是鼻出血较多或经常反复出现，孕妈妈应及时去医院做检查，因为这种情况大多伴有妊娠高血压疾病、妊娠血管瘤，如能早期诊断和早期治疗，则可预防孕妈妈和胎儿发生严重的不良后果。

妊娠晚期腹痛的鉴别

随着胎儿的不断长大，孕妈妈腹部的负担也会增加。此时，孕妈妈容易出现腹痛，要注意鉴别。

一些孕妈妈下腹两侧经常会有抽痛感，尤其在早晚上下床之际，这种抽痛一般是因为子宫圆韧带拉扯而引起的，是正常现象，并不会对怀孕造成危害。但是，如果下腹感觉到规则的收缩痛，就要怀疑是不是子宫收缩引起的，应该尽快到医院就诊，检查是否出现早产。

如何预防巨大儿

什么是巨大儿

孕妈妈在妊娠8～10个月时，胎儿的身体长得特别快，胎儿的体重通常都是在这个时期增加的。大脑、骨骼、神经、肌肉都在此时完全形成，各个脏器官发育成熟，皮肤逐渐坚韧，皮下脂肪增多。一般情况下，胎儿出生后，体重在3千克左右，但是有些孕妈妈分娩时，胎儿的体重达到或超过4千克，则称为巨大儿。

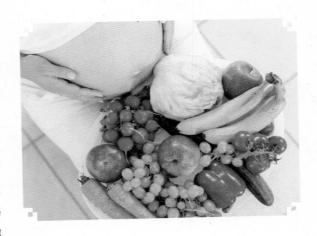

胎儿为什么会长得过大

孕妈妈患有糖尿病会导致胎儿长得过大，因为孕妈妈血液中糖分过多，可通过胎盘，使胎儿的血糖持续增高，刺激胰腺分泌过多的胰岛素，这就使脂肪、蛋白质和糖原在胎儿体内积蓄过多，使得胎儿长得大而肥胖，形成巨大儿。还有，若孕妈妈营养摄入不合理，也会使胎儿长得过大。

胎儿长得过大有哪些危害

产妇分娩时，如果胎儿过大，分娩时会有困难。而且在分娩时，胎儿的心跳也会渐渐变慢，出现窒息现象，需要进行抢救，有时甚至会发生危及孕妈妈和胎宝宝生命的严重后果——难产。

如何避免胎儿长得太大

这段时间孕妈妈体重的增长每周不应超过500克。孕妈妈的饮食安排应注意以下几点。

1.孕妈妈要少吃过咸的食物，每天饮食中的盐应控制在6克以下，不宜大量饮水。

2.孕妈妈应适当限制甜食、油炸食品及肥肉的摄入，食用油脂要适量。

3.孕妈妈应选体积小、营养价值高的食物，如动物性食物。

孕妈妈如何防治静脉曲张

出现静脉曲张是由于孕妈妈内分泌的作用，使静脉发生了变化，静脉瓣膜的功能和血管周围肌肉的保护作用受到破坏。随着子宫的增大，流向子宫的血流量也会随着增多，这时静脉压力就会升高，下腔静脉的压力也会相应地升高，从而导致静脉壁扩张而扭曲，这样就形成了静脉曲张。

静脉曲张的症状

静脉曲张表现为孕妈妈小腿、大腿及外阴处静脉扩张突出，皮肤冒出蓝色或红色、宛如蚯蚓样的扭曲血管伏在皮肤上，或者像树瘤般的硬块结节。

孕妈妈发生静脉曲张时，轻者造成腿部疼痛酸麻，重者造成静脉栓塞或血栓性静脉炎等危险情况。一般情况下，静脉曲张在产后会慢慢恢复正常，但也有一些孕妈妈虽然出现下肢血栓性静脉炎，却完全没有不适的症状。

静脉曲张的防治措施

1.孕妈妈要适度运动，养成每天步行半小时的习惯，这样可以帮助血液循环；不要穿高跟鞋或长筒靴，在家时可以穿拖鞋或赤脚，这样可使肌肉得到锻炼。

2.不要提过重的物品，以免加重身体对下肢的压力。尽量减少增加腹部压力的因素，如患有咳嗽、便秘等，应该尽快治疗，而且上厕所的时间也不宜过长。

3.将体重控制在医生建议的范围之内。如果孕妈妈超重，就会增加身体的负担，从而造成静脉曲张。

4.妊娠早期已有静脉曲张的患者，应尽量避免长时间站或坐，多休息，坐时两腿避免交叠，卧床时要抬高下肢及臀部，以促进静脉回流。

5.下肢用弹性绷带包扎，显著的外阴部静脉曲张用泡沫橡皮垫支撑，可减轻静脉曲张程度。

第34周

️ 准爸爸必修课

随着妊娠天数一天天增加，尤其到了妊娠后期，丈夫要为妻子分娩做好充分的准备。

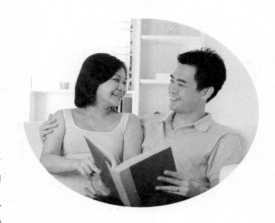

◦ 关心体贴妻子

准爸爸还要像以前那样在情感上关心体贴妻子。分娩前，孕妈妈行动不便，丈夫要给予多方照料，体贴入微。每日与孕妈妈共同完成胎教的内容，这时已到了胎教的最后阶段，一定要把胎教坚持到底，还需要每日陪孕妈妈活动、散步，这样有利于子宫收缩，只是不能让孕妈妈太疲劳了。

◦ 为分娩做准备

准爸爸要确定好医院的住院床位，安排好送妻子去医院的交通工具及做好应付紧急情况发生的准备，整理好母子的衣服、用具。还要做好足够的经济准备，以支付分娩所需及产后妻子和孩子补充营养的费用。

◦ 去产前学习班

在妊娠晚期，孕妈妈对分娩大都怀着既期待又恐惧的矛盾心理。因为腹部膨大，压迫下肢，活动不能随心所欲，同时出现尿频、便秘等症状，这使得孕妈妈易出现激动和心烦情绪，对丈夫的陪伴和亲人的依赖心理也会增强。此时，准爸爸可以去上产前学习班，学习一些缓解妻子精神紧张的方法，如帮助孕妈妈洗浴、做家务、陪孕妈妈散步等，还可以帮助妻子练习辅助分娩和呼吸技巧练习。

◦ 学习分娩知识

此时的孕妈妈身心都有很大的负担，那么，准爸爸就要从身心两方面来关心、照顾妻子，与妻子一起学习有关分娩的知识，再充分地利用学习的知识来保护孕妈妈和胎宝宝的安全。

子宫内感染的防治

子宫虽然有羊水的保护，但有些情况如胎膜早破、超过24小时仍未临产、产程延长以及产妇贫血体弱等，都可能会引起子宫内感染。也有少数产妇的羊水抗菌能力较差，阴道内的致病菌可乘虚突破防线进入子宫内，造成子宫内发生感染。

子宫内感染的症状及影响

产妇的子宫一旦受到感染，便会出现体温升高、白细胞增多、心率加快、子宫体有压痛等不适症状。胎膜已破者，则有浑浊的羊水流出，味臭。当临产羊水流出时，可能导致胎心增快，每分钟达180次以上。早期感染时如果采取及时的治疗，对产妇及胎儿一般没有太大的影响。但由于感染发生在宫腔内，早期感染时产妇可能没有任何症状，往往容易造成误诊。感染严重时，如不及时应用药物，则病菌可经过胎盘进入母体血液循环，导致产妇出现败血症、中毒性休克等。同时羊水中的细菌进入胎儿体内后，胎儿可能会发生子宫内肺炎、败血症、脑膜炎等。有的新生儿看上去虽然没有任何异常，但到婴儿期时，就可能出现上述感染现象，而且有50%以上的发病的胎儿和新生儿发生死亡，即使存活，也可能会留下神经系统后遗症。

如何预防子宫内感染

为了预防子宫内感染，当妊娠末期时，孕妈妈应严禁性生活，要注意适当休息、保持良好情绪和摄取足量的营养。当发现阴道有液体流出时，切不可粗心大意，应尽快到医院检查，以便采取及时的防治措施。分娩前，孕妈妈还要注意尽量避免过多的肛门与阴道检查，因为一些不卫生的检查工具可能会造成子宫内感染，同时也可减少检查对于宫体造成的刺激。

痔疮的预防

发生痔疮的原因

痔疮是孕妈妈常见的一种病症，在孕妈妈中的发生率高达66%。这主要是因为孕妈妈在妊娠期盆腔内的血液供应增加，子宫变大之后，就会压迫到直肠周围的静脉，使肛管和直肠的静脉回流受阻造成血液的循环不好，再加上妊娠期间盆腔组织松弛，久而久之就演变成了痔疮。排便时疼痛、出血以及肛门发痒等，都是痔疮的症状。

预防痔疮方法之一——避免便秘

预防痔疮的方法之一是避免便秘。孕妈妈除了注意食物中营养成分齐全、数量充足外，还应适当多吃些纤维素较多的蔬菜，如红薯、芹菜、丝瓜、白菜、菠菜、莴苣等，增加肠蠕动，并注意多喝水。孕妈妈应避免久坐久站，应适当参加一些体育活动。最好养成每天早上定时排便的习惯，有便意时不要忍着。大便干结，难以排出时，吃些蜂蜜、香蕉或口服液体石蜡等润肠药物，不可用芒硝、大黄、番泻叶等攻下的药物，以防引起流产。

预防痔疮方法之二——避免刺激

避免对直肠、肛门的不良刺激，及时治疗肠道炎症和肛门其他疾患；不要饮酒，不吃辣椒、胡椒、芥末等刺激性食物；如厕用纸宜柔软洁净；内裤常洗、常换，保持干净。

痔疮的治疗

发生痔疮时，可用33%硫酸镁溶液湿热敷患处，有收敛消肿作用。局部涂上痔疮药膏，然后用洗净的手指将痔核推入肛门。痔疮疼痛出血时，可在便后经肛门放入一枚安钠素栓剂，或涂抹痔疮膏。口服中成药——槐角丸，它有止血、消炎和止痛的作用。如需手术治疗，一定要到产后2个月方可施行。

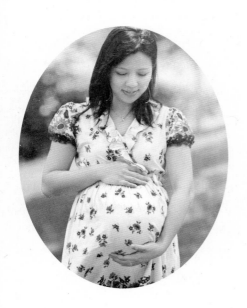

🐾 分娩方式有几种

目前医院一般采用三种分娩方式，即自然分娩、无痛分娩与剖宫产。一般医院会对产妇做详细的全身检查和产科检查，如果一切正常，就会建议采取自然分娩的方式。如果有问题，则会采取剖宫产。无痛分娩则是由患者自身来决定的，不想忍受产程剧痛又能自然分娩的人可选择无痛分娩。

◦ 自然分娩

自然分娩又称阴道分娩，是在产力的作用下，胎儿头部从最小径线通过母体产道，自然娩出胎儿的过程。对于多数孕妈妈来讲，最好的分娩方式还是选择自然分娩，因为自然分娩没有手术可能出现的并发症和创伤，分娩后活动自如，身体恢复快，子宫上不留瘢痕，如果再次分娩较瘢痕子宫的产妇危险性小。而且，自然分娩对胎儿有益，也不会出现手术生产时器械损伤新生儿的危险。

但是，自然分娩产程较长，会有产前阵痛、阴道松弛、子宫膀胱脱垂后遗症、会阴损伤或感染、外阴血肿等。

◦ 无痛分娩

无痛分娩也是自然分娩的一种形式，可在分娩过程中用各种方法使产妇的疼痛减轻甚至使之消失。目前通常使用的分娩镇痛方法有两种：药物性的和非药物性的。药物性的是应用麻醉药或镇痛药来达到镇痛效果，目前应用得最多。非药物性的是通过产前训练、指导子宫收缩时的呼吸等来减轻产痛；分娩时按摩疼痛部位或利用中医针灸等方法，也能在不同程度上缓解分娩时的疼痛。

无痛分娩并不是人人都适合的，须经过医生认真检查后才能确定是否可以采取。如有妊娠并发心脏病、药物过敏、腰部有外伤史的产妇，应向医生咨询，由医生来决定是否可以进行无痛分娩。

◦ 剖宫产

剖宫产是产妇在分娩过程中，由于产妇及胎儿的原因无法使胎儿自然娩出而由医生采用的经腹切开子宫取出胎儿及其附属物的过程。

剖宫产手术的实施降低了孕产妇及围产儿的死亡率，对产钳及困难的臀位产造成的创伤及新生儿并发症也明显减少。但剖宫产也有弊端，它毕竟是一种手术，有可能对新生儿和产妇自身造成不必要的损伤，选择时应谨慎对待。

第35周

胎盘功能的检查

检查胎盘功能的好处

从妊娠35周开始，孕妈妈要定期到医院做有关胎盘功能的检查。做这项检查是为了关注胎盘功能的健康状况，如果发现了异常情况，医生就会根据孕妈妈的综合情况采取相应的措施，从而避免意外发生。

胎盘功能的检查方法

胎动计数。孕妈妈可以根据胎动的次数来判断是否存在胎盘功能不全。因为胎盘供血状态与胎动有着紧密的联系，如果胎盘功能减退，胎宝宝就会因缺氧而导致胎动减少。如果胎宝宝的活动次数突然减少一半，或逐日下降而不能恢复，或12小时之内少于10次，这可能是胎盘功能不全，孕妈妈应该引起高度重视。

胎心率监测。根据胎宝宝的心率变化可以判断是否存在胎盘功能不全，如果胎宝宝活动时胎心率呈加速变化，即说明胎盘功能属于正常情况，一周内不会发生因胎盘功能减退所导致的胎儿死亡现象。

B超检查。B超不仅能对早期妊娠、异位和异常妊娠做出诊断，而且对胎儿生长情况及生长速度、胎儿存活、胎儿大小、胎盘位置、胎盘成熟度、羊水多少等均可进行探查。

胎盘功能不全的预防

1.妊娠期间孕妈妈要合理安排膳食，要保证每日摄取足够的蛋白质、维生素、钙、铁等营养物质。

2.孕妈妈要注意劳逸结合，不要过度疲劳，也不要过于懒散。每天要坚持到室外散散步，这样可以促进全身血液的循环。

3.在家中要按时计算胎动次数和监测胎心率，并做好记录，密切关注腹中宝宝的健康状况。严格按照医生的要求，定时做产前检查，尤其是患有心脏病、妊娠高血压或肾病的孕妈妈。

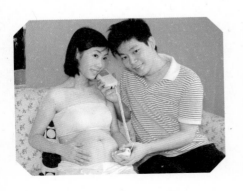

前置胎盘的处理

前置胎盘的原因

怀孕28周后，如果胎盘附着于子宫下段，甚至胎盘下缘达到或覆盖子宫颈内口，其位置低于胎儿先露部位，称为前置胎盘。这是因为有时因卵子较慢、子宫内膜炎或过度人工流产等因素，使得子宫呈现荒废状态，不适合受精卵着床，于是受精卵就会移到子宫下部着床。前置胎盘的发病率为1/200产次，多发生于多次妊娠的经产妇和有剖宫产史及子宫原发病变阻碍受精卵正常位置着床的孕妈妈。

前置胎盘的症状

妊娠晚期或临产时反复发生无诱因、无痛性阴道流血，是前置胎盘的主要症状。出血是因为此时子宫下段逐渐伸展，异常位置的胎盘与附着处就会产生裂缝，造成部分胎盘脱落。阴道出血量大，呈鲜红色，患者状况随出血量而定，如果胎盘脱落的面积太大，出血量增多，就会导致胎儿血液循环不良，使母子均陷入危险的状态中。

前置胎盘的治疗

前置胎盘的治疗原则是止血补血，如出血少，胎儿未足月，可使用期待疗法，孕妈妈应保持心态平静，绝对卧床休息，严禁性交。出血停止，可走动，就诊方便且不再出血的孕妈妈可允许出院。

孕妈妈发生前置胎盘，如果反复大量出血导致贫血甚至休克者，不论胎儿成熟与否，为了母亲的安全，都应终止妊娠。胎龄达到36周后，胎儿成熟度检查提示胎儿肺成熟者，亦应终止妊娠。如边缘性前置胎盘，胎头下降可压迫胎盘，能有效止血，这种情况可经阴道分娩，但是分娩时必须备血，其他情况下终止妊娠的方式以剖宫产为首选。

需要做产前诊断的孕妈妈

产前诊断与产前检查不同，产前检查是每个孕妈妈都要做的，产前诊断不可能也不需要每个孕妈妈都去做。如果孕妈妈有下列情况，应做产前诊断。

35岁以上的高龄孕妈妈

女性年龄在35岁以上，卵子容易老化或染色体发生畸变，她们孕育先天畸形儿或先天愚型儿的危险性较高。因此，高龄孕妈妈应该进行产前诊断。另外，丈夫的年龄超过55岁，由于精子老化或染色体发生畸变，也可能孕育先天畸形儿或先天愚型儿，因此，即使妻子年龄在35岁以下，也应该做产前诊断。

已经生过一个先天痴呆儿的孕妈妈

先天痴呆儿一般是由于染色体异常所致，如果第一个孩子染色体异常，第二个孩子有10％的可能仍然是染色体异常，所以，已经生过一个先天痴呆儿的妈妈再次怀孕后需做产前诊断，以排除这种可能。

有习惯性流产、胎儿早产、死产史的孕妈妈

习惯性流产或死产有可能是由于胎儿染色体异常。在有习惯性流产史的夫妇中进行性细胞染色体检查，往往发现一方或双方性细胞有染色体异常，使胎儿发生染色体畸变。以后再怀孕，胎儿仍有染色体畸变的可能。

家族中有伴性遗传病史的孕妈妈

因为伴性遗传病有的是母亲传给儿子，女儿却平安无事；有的是父亲传给女儿，儿子却安然无恙。因此，可以测定胎儿的性别，以决定是否保留。

妊娠前3个月患病毒感染的孕妈妈

例如，妊娠前3个月感染风疹、流感、带状疱疹等病毒时，可能会传染给胎儿，使胎儿患先天性心脏畸形、耳聋、白内障、肝脾肿大等。据研究，痴呆儿中有20％是病毒感染引起的。

筛查高风险的孕妈妈

唐氏综合征和神经管缺陷是我国发病率高、危害极大的先天缺陷性疾病。此类疾病的发生具有随机性、偶然性，多数没有家族史，发生率会随着孕妇年龄的增高而上升，患儿一旦出生则无法治愈，较好的预防方法是进行产前筛查和诊断，确诊后选择终止妊娠，请每一位孕妈妈重视和接受产前筛查。

补充维生素K，预防产后大出血

大部分孕妈妈都希望可以母乳喂养，其实母乳中维生素K含量极少，并且新生儿又极易缺乏它。所以，现在就应该为宝宝储备一些维生素K了。其实，维生素K无论是对胎儿还是对孕妈妈，都是非常重要的。

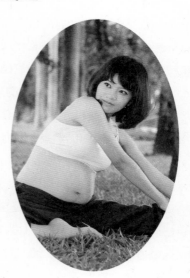

● 维生素K 的作用

维生素K是一种脂溶性维生素，能合成血液凝固所必需的凝血酶原，加快血液的凝固速度，减少出血；降低新生儿出血性疾病的发病率；预防痔疮及内出血；治疗月经量过多。

● 维生素K 缺乏的危害

孕妈妈在孕期如果缺乏维生素K，流产率将增加。即使胎儿存活，由于其体内凝血酶低下，易发生消化道、颅内出血等，并会出现小儿慢性肠炎、新生儿黑粪症等；一些与骨质形成有关的蛋白质会受到维生素K的调节，如果缺乏维生素K可能会导致孕期骨质疏松症或骨软化症的发生；维生素K 缺乏还可引起胎儿先天性失明、智力发育迟缓及死胎。

● 如何补充维生素K

人体对维生素K的需要量较少，孕妈妈和乳母的每日推荐摄入量为120 微克。富含维生素K的食物有绿色蔬菜，如菠菜、菜花、莴苣、萝卜等；烹调油，主要是豆油和菜籽油。另外，奶油、奶酪、蛋黄、动物肝脏中的含量也较为丰富。

孕妈妈要做好自我监护

怀孕晚期不宜长时间坐车

妊娠晚期，孕妈妈的生理变化很大，对环境的适应能力降低。长时间坐车会给孕妈妈带来诸多不便。

1.长时间坐车，车里的汽油味会使孕妈妈感到恶心、呕吐，继而导致食欲降低。

2.长时间颠簸影响孕妈妈休息，可引起疲劳和精神烦躁。

3.长时间坐车，下肢静脉血液回流减少，会引起或加重下肢水肿，行动更加不便。另外，乘车时多较拥挤，怀孕晚期孕妈妈腹部膨隆，受到挤压或颠簸容易导致流产、早产等。

4.车内空气污浊，各种致病菌较多，增加了孕妈妈感染疾病的概率。万一在车上发生流产、早产等意外，将会给孕妈妈及胎儿带来生命危险。

因此，孕妈妈在怀孕晚期应尽量避免长时间坐车。

孕妈妈不宜使用利尿剂

由于随着妊娠月份的增加，孕妈妈下肢等处会出现不同程度的水肿，症状较轻者一般不需要处理，但对于高度水肿并伴有大量蛋白尿的孕妈妈，可千万不要自己随便使用利尿剂。因为医学研究证明，利尿剂特别是噻嗪类药物，不但可导致低钠血症、低钾血症，还可以引起胎儿心律失常、新生儿黄疸、血小板减少症。在妊娠期间使用利尿剂，还可使产程延长、子宫无力及胎粪污染羊水等，使用噻嗪类利尿剂甚至可能使胎儿患出血性胰腺炎。所以，对于较严重的水肿，孕妈妈应该到医院进行适当的治疗。

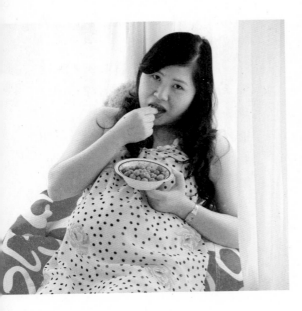

第36周

👣 进行胎心监测

胎心监测是指用胎心监护仪检测胎儿的心率，同时让孕妈妈记录胎动，观察这段时间内胎心率情况和胎动后胎心率的变化。医生据此来了解胎儿在宫内是否缺氧和胎盘的功能。

进行胎心监测时，仪器可显示胎儿心率及子宫收缩的频率和强度，记录需20～40分钟。正常情况下，20分钟内应有3次以上的胎动，胎动后胎心率每分钟会增快15次以上。如果有宫缩，宫缩后胎心率则不易下降。

胎心监测一般在妊娠33～34周开始进行。在孕36周后每周进行一次胎心监护，如果孕妈妈属于高危妊娠，如妊娠并发糖尿病等，应每周做两次监护。不要空腹做胎心监护，否则会出现假阳性的情况。

👣 警惕胎心传出的危险信号

孕妈妈孕育宝宝的过程，既充满希望和快乐，又潜伏着危险。孕妈妈需要注意胎心传递的危险信号。

胎动减少。胎动是胎儿生命征兆之一，孕妈妈经常掌握胎动情况，可以了解胎儿的安危，及时发现问题。若在1小时以内胎动少于3次，或12小时胎动少于20次，则说明胎儿有宫内缺氧危险，应去医院检查，及时处理。

子宫增长过缓。孕28周后，如产前检查发现孕妈妈的宫高低于该孕周宫高的标准值了，就有胎儿生长受限的可能。最后要由有经验的医师根据宫底高度测量和B超检查的结果来综合判断并确诊。如确诊为胎儿宫内生长受限，应遵照医生的建议进行合理的治疗。

阴道出血。孕妈妈在孕晚期如果出现前置胎盘或胎盘早剥的现象，通常会突然出现阴道大量出血。此外，子宫颈长息肉或是恶性肿瘤的发生，也会出现阴道出血现象，需要及时就医。

孕晚期如何护理多胎妊娠

多胎妊娠时，孕妈妈血容量的增加比单胎妊娠多，同时又要孕育多个胎儿，需要的铁质更多，往往会出现贫血。多胎妊娠时容易并发妊娠期高血压和羊水过多，同时由于子宫过度膨大，多胎妊娠一般不能维持到足月，容易发生早产。那么，如何进行孕晚期的护理呢？

多胎妊娠在孕晚期应注意的事项

1.定期做产前检查。

2.加强对饮食的调节。多胎的孕妈妈需要更多的热量、蛋白质、矿物质、维生素等营养素，以保证多个胎儿的生长发育。

3.多胎妊娠的孕妈妈通常比单胎妊娠的孕妈妈更频繁地感到胃灼痛。这是因为增大的子宫底部上升，压迫到胃部附近，影响了消化功能或有少量的胃酸反流进入食管，令人不适。要减轻这些不适症状，就要减少肠胃的负担，维持少吃多餐的饮食习惯，睡前不要进食，少吃酸味重及含强烈香味的食物，以免刺激肠胃。

多胎孕妈妈分娩前的准备

多胎妊娠孕期平均比单胎妊娠孕期缩短约22天，约有半数胎儿的体重在2500克以下。由于多胎导致子宫过度膨大，往往难以维持到足月而会提前分娩，所以，孕妈妈应提前为胎宝宝的出生做好准备，住院待产，以保证出现意外情况时能及时处理。有的多胎妊娠可经阴道分娩，但有的由于子宫过度膨大致使宫缩乏力，或胎位异常，或存在并发症而需剖宫产。

专家连线

➤ 出现腹部下坠感

随着分娩的临近，孕妈妈腹部也会出现明显变化。肚脐到子宫顶部的距离缩短，孕妈妈会有腹部下坠感，这是胎儿头部进入产道时引发的现象。随着胎儿下降，上腹部会出现多余空间，孕妈妈的呼吸终于变得舒坦，但是骨盆及膀胱的压迫感会加重。

腹部下坠感因人而异，有些孕妈妈在分娩前几周就有感觉，有些孕妈妈则在阵痛开始后胎儿向产道

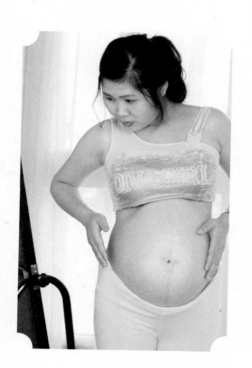

移动时才有感觉。

➤ 不要随便注射催产针

催产针是产科医生常用的催产素，它能增强子宫的收缩。很多人认为只要胎宝宝足月就可以使用催产针，让宝宝快点儿出生，其实这种想法是错误的。催产素虽然有催生的作用，但如果使用不恰当，就可能使子宫收缩过强或不协调，使得胎宝宝在子宫内窒息。当胎位不正或骨盆狭窄时，用了催产素后就可能引起子宫破裂，因为催产素即使能使子宫收缩很强，但胎位不正、骨盆小，胎儿就无法通过产道，最终导致子宫破裂。

➤ 孕妈妈为什么会漏尿

到了妊娠晚期，由于子宫越来越大，从而压迫膀胱，加上骨盆底肌肉的无力，导致孕妈妈如果咳嗽、打喷嚏或者大笑时就会有尿液漏出。解决这种情况的最好方法就是尽量控制盐分和水分，经常排小便，防止便秘，避免提重物，还要经常进行骨盆底肌肉的锻炼。

美好胎教时光

⌒ 情绪胎教

这个时期，一些孕妈妈往往担心胎儿是否健康，是否能顺利分娩。如果情绪高度紧张，容易导致心理上的不平衡，甚至使整个养胎与胎教的过程功亏一篑。因此要求孕妈妈要保持乐观的精神状态，愉悦地期盼与小宝宝见面。如果孕妈妈有焦虑、紧张等不良情绪时，试着去做些自己感兴趣的事情，转移自己的注意力。

⌒ 音乐胎教

此时的音乐胎教应和以前一样，在安静的环境中，孕妈妈集中精力，应用丰富的联想，和胎儿一起听音乐。此时孕妈妈因为临近分娩，可能会产生烦躁不安、情绪紧张的心理，因此应尽量选择柔和、节奏舒缓、优美动听的音乐，可以是古典音乐，也可以是流行歌曲。

⌒ 语言胎教

9个月的胎儿虽说已具有了听力，但还不是通过耳朵而是通过大脑来接受语言的，此时，父母与胎儿的对话内容应以理解性和系统性语言为主。这一类词难度较大，如眼、嘴、热的、冷的、彩色、好香等，要一个字一个字地说，爸爸妈妈要耐心地教。

另外，准爸爸和孕妈妈也可以选些浅显的古诗、纯真的儿歌、动人的名人经历讲述给胎儿听，这对胎儿来讲，都是有益处的。

⌒ 视觉胎教

这个月也要坚持对胎儿继续进行视觉胎教，当胎儿醒着（胎动）时，用手电筒的微光一亮一灭地照射孕妈妈的腹部。视觉胎教可以训练胎儿昼夜节律，即夜间睡眠、白天觉醒，促进胎儿视觉功能及脑的健康发育。训练可选择在每天早晨起床前与每晚睡觉前进行，以便日后养成孩子早起床、晚学习的好习惯。

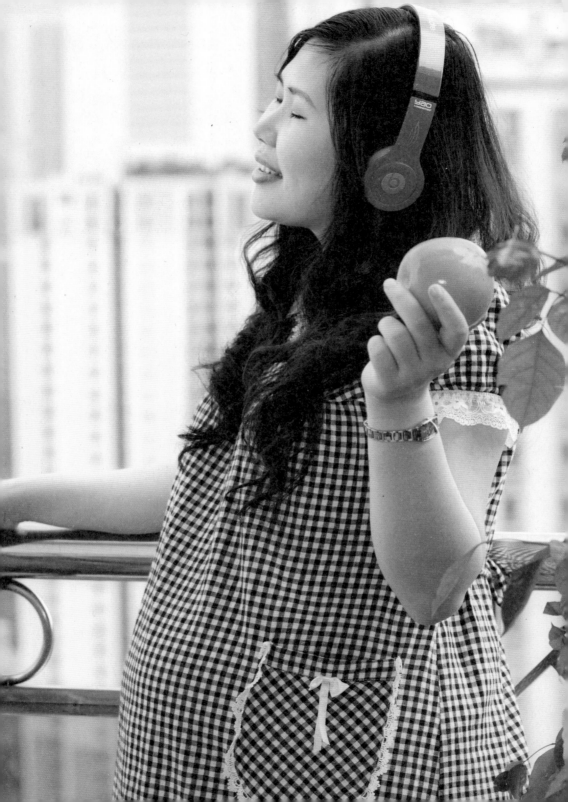

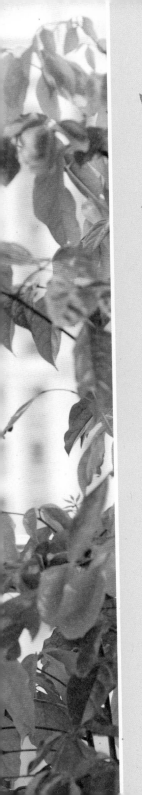

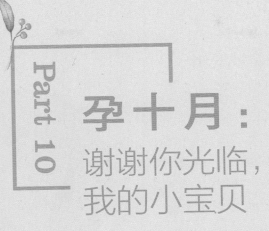

Part 10

孕十月：
谢谢你光临，
我的小宝贝

　　预产期就在眼前了，你是不是总会接到亲戚朋友的电话，问你"生了没有？"等待分娩的日子会使你感到很焦虑，你也会开始一天天地数日子。其实，只有5%的孕妈妈是在预产期分娩的。多数孕妈妈都在预产期前后两周分娩，这都是正常的。孕妈妈在最后这个月要好好休息，密切注意自己身体的变化，随时做好临产的准备。

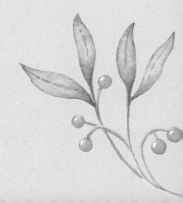

第37周

🐾 胎宝宝的奇妙变化

胎宝宝现在的体重可能达到2.7~3.4千克，长48.3~50.8厘米，胎宝宝的抓握已经很有力，器官也已经完全发育，并各就其位。胎宝宝的肺部和大脑已经足以发挥功能了，而且还会在宝宝的整个童年时期继续发育。

胎盘此时的重量约是500克，一般都附着于子宫的底部或侧面，如果附着的位置接近子宫口，就会造成早期出血的现象。胎宝宝的头在孕妈妈的骨盆腔内摇摆，周围有骨盆的骨架保护着。

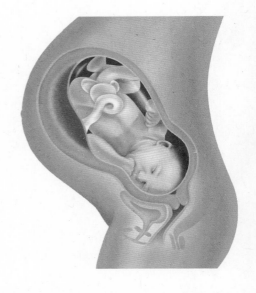

手和脚的肌肉已经发育形成，骨骼变硬，头发长3~4厘米。此时，胎宝宝身上原来覆盖着的白色胎脂逐渐脱落、消失，皮肤变得很光滑，而这些脱落的物质和其他的分泌物会被胎宝宝随着羊水一起吞进肚子里，贮存在肠道中，变成黑色的胎便，在宝宝出生一两天内就会排出体外。

🐾 孕妈妈的变化

这个月，孕妈妈的子宫会下降，对胃的压迫减轻，呼吸变得较轻松。这时会有不规则阵痛、水肿、静脉曲张等感觉，在分娩前更加明显。体重达到高峰期，血液循环量加大，看起来面色潮红。孕妈妈这段时期常会尿急或觉得尿不干净。可能会经历演练性收缩，子宫收缩变硬，约30秒后会松弛下来。

此时孕妈妈的乳房也在迅速地发生变化，现在它已经做好了哺乳的一切准备。在孕妈妈体内的催乳素的作用下，乳房在生产后的几天就可以给新生儿喂奶。

临近分娩的健康饮食

孕十月的饮食原则

由于临产期越来越近，胎儿进入母体的骨盆中，孕妈妈上腹部的挤压感明显减轻。胃部感到比以前舒适了，食欲较以前会变好。这一时期，孕妈妈为了保证生产时的体力，饮食除注意增加营养外，仍要以富含纤维素的蔬菜、水果为主，同时保证摄取足量的蛋白质、糖，以及钙、铁、磷、钾等营养元素。

为了保证孕妈妈营养的需要，每天膳食最好做到以下几点。

1.摄取主食400～500克。蛋类可以提供优质蛋白质、叶酸、B族维生素和铁等，因此，孕妈妈应每天食用1～3个鸡蛋。

2.摄取各种鱼、瘦肉等80～150克，每周最好食用300～500克动物肝脏。

3.孕妈妈适量吃些豆类食品，将对胎儿的脑部发育十分有益。每天可食用200克大豆制品。每日必须食用400～500克新鲜蔬菜，如芹菜、油菜、萝卜、番茄等，新鲜水果如苹果、香蕉、橘子、大枣等根据个人情况选择食用。

4.为了保证碘的摄入，孕妈妈每天应食用海鱼、海虾、紫菜等。

一天的饮食安排

◎早餐
主食：牛奶250毫升，奶油包2个（量约150克）。
副食：各种新鲜拌蔬菜1小盘，鸡蛋1个，肉类50克。水果可选香蕉2根或苹果1个。

◎午餐
主食：米饭2小碗或花卷2个（量约150克）。
副食：炒三丁（鲜笋200克、胡萝卜100克、鸡肉100克），番茄里脊片（番茄酱100克、瘦猪肉150克），羊肉丸子白菜汤1小碗。葡萄约200克。

◎晚餐
主食：米饭2小碗或馒头2～3个（量约150克）。
副食：香菇西蓝花（西蓝花250克、鲜香菇100克），红焖牛肉土豆（牛肉250克、土豆200克），菠菜豆腐排骨汤1小碗。晚上水果品种可根据自己的口味选择。

孕妈妈补充锌元素，有助于顺利分娩

快要临产了，孕妈妈心里既欢喜又害怕。在饮食上，准备自然分娩的孕妈妈可多吃富含锌的食物。

◖ 锌元素的作用

锌是酶的活化剂，参与人体内80多种酶的活动和代谢。它与核酸、蛋白质的合成，糖类、维生素的代谢，胰腺、性腺、脑垂体的活动等关系密切，发挥着非常重要的生理作用。

在孕期，锌可预防胎宝宝畸形、脑积水等疾病，维持小生命的健康发育，帮助孕妈妈顺利分娩。

◖ 缺乏锌的危害

缺锌会影响胎儿在子宫内的生长，使胎儿的大脑、心脏、胰腺、甲状腺等重要器官发育不良。有的胎儿中枢神经系统先天畸形、宫内生长迟缓、出生后脑功能不全，都与孕妈妈缺锌有关。

孕妈妈缺锌会降低自身免疫力，容易生病，还会造成自身味觉、嗅觉异常，食欲减退、消化和吸收功能不良，这势必会影响胎儿发育。缺锌时，子宫肌收缩力弱，无法自行娩出胎儿，因而需要借助产钳、吸引等外力才能娩出胎儿，严重缺锌者则需剖宫产。因此，孕妈妈缺锌会增加分娩的痛苦。此外，子宫肌收缩力弱，还有导致产后出血过多及并发其他妇科疾病的可能。

◖ 这样补充锌元素

孕妈妈每日摄入锌的推荐量为16.5毫克左右。如缺锌，可按照医生给开的补剂来补充。

肉类中的猪肝、猪肾、瘦肉等，海产品中的鱼、紫菜、牡蛎等，豆类食品中的黄豆、绿豆、蚕豆等，硬壳果类中的花生、核桃、栗子等，都是锌的食物来源。特别是牡蛎，含锌量最高，每百克牡蛎含锌100毫克，居诸品之冠，堪称"锌元素宝库"。

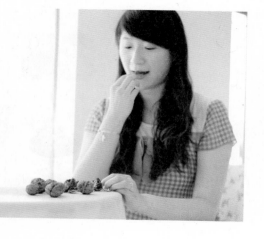

做做产前运动

此时孕妈妈身体已经非常笨重，几乎进行不了什么活动了，唯有散步是孕妈妈最适宜的运动。孕妈妈还可以进行一些有利于分娩的呼吸运动。

呼吸运动

学会不同的呼吸法是很重要的，在分娩中孕妈妈将能够在不同的时间里适用到每一种技术，以此来帮助自己放松，保持体力，控制身体，抑制疼痛，通过集中精力呼吸来对自己的身体产生高度的控制。

深呼吸

深呼吸适合于子宫收缩开始和结束的时候。其技巧是孕妈妈尽量做到放松，当吸气时，会感觉到肺的最下部充满了空气，胸廓下部向外和向上扩张。如果孕妈妈舒适地坐着，家人把手放在其背下部，孕妈妈能够通过吸气使其移开。这有点儿像叹气结束时的感受，接下来缓慢而深沉地将气呼出。这种深呼吸会产生一种镇静的效果。

浅呼吸

浅呼吸适合于子宫收缩达到最高点的时候。技巧是吸气要浅，感觉吸到肺的上半部，当肺的上部分充满气体时，胸部的上部和肩胛就会上升和扩大。此时如果家人将手放到孕妈妈的肩胛上便会感觉到。呼吸应饱满而短促，嘴唇微微开启，通过喉部把气吸入。每次浅呼吸约10次之后，就需做一次深呼吸，之后再做一次即可。

短促呼吸

短促呼吸用在子宫颈口未开大前抵御向下用力和镇痛，其技巧是呼吸上提放松，以不感到用力为度。孕妈妈应仰卧，膝盖弯曲，双手交叉握在胸前，先吸气后用鼻快速短促地重复呼吸5次。口微微张开，慢慢呼气，重复练习。

第38周

◎◎ 准备好母婴用品

过不了多久，胎宝宝就是足月儿了，随时可能会出生，因此，孕妈妈不妨在本周准备好婴儿出生后的用品吧。

◯ 给妈妈准备好相应的物品

产后妈妈因身体的特殊性，除了可以继续穿孕期的宽松衣服外，还需要准备产后妈妈专用的内裤、哺乳文胸、乳垫、喂奶衫和专用卫生巾。

◯ 哺乳及清洗用品

奶瓶（玻璃、塑料材料）4~6个；奶嘴（配合发育，应首先使用S型或0~6个月适用的）5个；奶瓶消毒锅、消毒钳各1个；奶瓶保温桶、温奶器（保温4小时以上，适用外出时哺乳)各1个；奶瓶奶嘴专用刷1个；奶粉盒（存储奶粉，外出携带方便）1个。

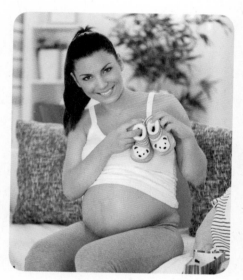

◯ 为新生儿准备好衣物

纯棉至上：应选用柔软、吸水、透气性好、颜色浅淡、不脱色的纯棉布衣服。

无领最好：不仅容易穿脱，并可随着新生儿逐渐长大而随意放松。

素色为佳：一旦宝宝出现不适和异常情况，弄脏了衣物，爸爸妈妈可以及时发现。

宜买大忌买小：即使新衣服对宝宝来说稍微大一些，也不会影响他的生长发育，但千万不要太紧。

新生儿衣物清单如表所示。

新生儿衣物清单

品名	说明	重要性
新生儿纱布（棉布）内衣	视季节选择厚薄搭配	必备
包巾/ 包被	视季节搭配长、厚	必备
兔装/蝴蝶装	穿脱方便，分长袖、短袖	必备
棉纱尿布/纸尿裤	透气、吸水性佳的尿布	必备
帽子	防晒、保暖	必备
袜子	吸汗、保暖	必备
围嘴	防溢奶、流口水	必备

为新生儿准备好清洁用品

由于新生儿的分泌物较多，所以每天都必须洗澡。为了避免新生儿受到感染，最好有自己专用的盥洗用具，可以按照下表为新生儿准备相应的清洁用品。

新生儿清洁用品清单

品名	说明	重要性
医用脱脂棉	可代替湿纸巾，蘸清水清洁小屁屁	必备
婴儿棉签	用于清洁鼻屎、耳垢等	必备
纱布	用途很多，如拍嗝时垫在大人肩膀上，喂奶时围在宝宝胸前，给宝宝洗脸用等	必备
小方巾2条	一个用来洗脸，一个用来洗屁屁	必备
浴盆	为宝宝洗澡用	必备
浴巾	洗完澡用来擦身体	必备
沐浴液、婴儿抚触油	洗澡用，为宝宝做抚触时用	必备

预防胎儿窘迫

什么是胎儿窘迫

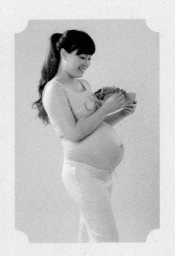

胎儿窘迫是指胎儿在宫腔内缺氧而引起的一系列症状。产前或临产时缺氧均可导致胎儿窒息死亡。胎儿窘迫常因为母体血液中含氧量不足、胎盘功能不全或胎儿血液循环受阻（脐带受压）所致。从发生的速度来看可分为急性和慢性两类。慢性胎儿窘迫常发生于产前阶段，多见于孕妈妈在怀孕前已有的全身性疾病，如贫血、肾脏疾病等；急性则多发生于临产阶段，常见于怀孕后所并发的疾病，如前置胎盘、羊水过多或过少等。

如何预防胎儿窘迫

1.应认真做好产前检查，尽早掌握自己有无可能发生慢性胎儿窘迫的各种因素，如有则要积极进行治疗。如怀孕时伴有妊娠中毒症、过期妊娠、妊娠期并发全身性疾病等，需进行胎心监护，对妊娠整个过程进行严密观察。

2.临产时去医院住院，医生会给孕妈妈进行胎心监护。绝大多数可通过早期发现、及时正确处理来降低新生儿窒息发生率及死产、新生儿死亡等。

3.如是属于产力异常、滞产及胎头浮动的产妇，则需加强监护，临产时尽量少用宫缩素及麻醉剂。脐带并发症及产力异常，是胎儿窘迫最常见的原因。一旦有异常现象，医生会适时正确处理各种异常分娩。

孕妈妈保健知识

到了预产期就一定分娩吗

胎儿在母体内发育平均需要266天。鉴于排卵日期可能提前或推后，胎儿的成熟及分娩又存在一定的个体差异，实际只有5％的孕妈妈恰好在预产期那天分娩，而75％左右的孕妈妈则在预产期前2周内或后2周内临产。

超过预产期2周或2周以上仍不临产者为过期妊娠。存在着如胎儿过大或胎头过硬，分娩时胎儿不容易通过产道的难题。还有，过期产胎盘老化或功能减退以及羊水减少，致使胎儿不能耐受产程中强烈的子宫收缩而易发生宫内缺氧等高危因素，对胎儿安全娩出不利。

超过预产期的孕妈妈，仍应按时进行产前检查。经医生核对预产期，一旦确定已过1周时，应遵照医生要求及时入院，接受适当的引产措施，计划分娩。

过期妊娠的预防及处理

过期妊娠的发生率为8％～10％。过期妊娠对母子不利，尤其对胎儿有害，为防止过期妊娠，按期做孕期保健检查。核对末次月经及以往月经周期是否规律，以准确计算胎龄。

凡羊水不少，胎儿大小适中，胎盘功能正常，宫颈尚不成熟的，可积极进行宫颈软化，在全面监测后，延迟分娩2～3天。如果没有条件监测，则应及时采取引产措施，勿使妊娠超过42周。

孕妈妈的身体准备

1.分娩时体力消耗较大，因此分娩前孕妈妈必须保证充分的睡眠时间，午睡对分娩也比较有利。合理安排孕妈妈的生活，接近预产期的孕妈妈应尽量不外出和旅行，但也不要整天卧床休息，做一些力所能及的轻微运动还是有好处的。

2.孕妈妈必须注意身体的清洁，由于产后不能马上洗澡，因此，住院之前应洗澡，以保持身体的清洁。

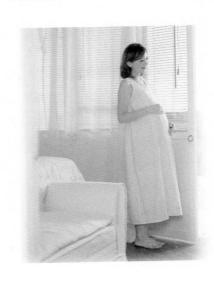

第39周

防治胎儿宫内发育迟缓

胎儿宫内发育迟缓是指妊娠满37周，胎儿出生体重低于2500克，或低于同孕龄正常平均体重的两个标准差，或低于同孕龄正常平均体重的10个百分点。这样的婴儿成长发育较差，大约在1年之内，躯干的发育和智力均赶不上正常儿。这种病在我国发生率平均为6.39%，是围产期的主要并发症。

如何预防胎儿宫内发育迟缓

孕妈妈首先应从孕前开始，避免接触毒物和放射性物质，勿吸烟、酗酒等。妊娠后应避免病毒感染，忌乱服药物。从妊娠3个月起，应特别注意增加蛋白质、维生素、铁、钙的摄入。注意防治妊娠高血压疾病、肾炎等内科并发症，避免影响子宫胎盘供血。孕妈妈，尤其是有内科疾病及水肿的孕妈妈，应该增加侧位卧床休息的时间，并采取左侧卧位，可以有效地输送子宫胎盘供血，以增加胎盘血流量。

如何治疗胎儿宫内发育迟缓

◎注射葡萄糖或麦芽糖

含必需氨基酸的复方氨基酸静注或羊膜腔内注射，补充维生素，可促进胎儿生长发育。如能早期发现，早期补给锌、叶酸，有利于胎儿生长发育。间断吸氧和发送子宫绒毛间隙供血方式也有效。

◎产科处理

主要考虑是否终止妊娠。继续妊娠的指征为：宫内发育迟缓被纠正，而且没有并发症；胎盘功能及胎儿宫内情况良好。终止妊娠的指征为：有并发症，并于治疗中加重的；治疗后未好转，胎儿已成熟，未成熟促其成熟后；胎盘功能不佳，继续妊娠危险者。

如果为宫内发育迟缓的胎儿，分娩前应定期做胎心监护、超声波检查，准确了解病情变化。分娩后新生儿应重点监护，长期了解其生长发育情况。

慎重选择剖宫产

自然分娩是分娩方式的一种，不需或只需局部麻醉、损伤小、产后恢复较快、住院时间短，是人类生产的主要方式。专家建议，如果能自然分娩就不要选择剖宫产。但自然分娩时间长、变化多，有些产妇不能经阴道分娩，故医生选择剖宫产。剖宫产的条件一般来说分为以下三种。

第一种是胎儿存在特殊情况，为迅速使胎儿脱离危险的状况而实施手术。最常见的情况有脐带脱垂、胎盘早剥、胎儿宫内窘迫等。

第二种是为了通过中止妊娠来改善母体的不良健康状况或挽救孕妈妈生命。

第三种是解决试产后无法自然分娩的难产，如胎位是横位、高直后位等。如果孕妈妈不符合剖宫产的医学指征，专家建议孕妈妈要慎重选择剖宫产。

剖宫产属于人为创伤，术后子宫及全身的恢复都比自然分娩慢。不仅容易术后感染，还容易造成肠损伤、腹腔粘连、子宫内膜异位症、宫旁组织炎等。有资料显示，剖宫产产妇产褥感染率为阴道分娩产妇的10~20倍，孕产死亡率为阴道分娩产妇的5倍。另外，剖宫产对孩子的健康也会有潜在的影响。一些剖宫产的孩子由于缺少"旋转和必要的产道挤压"这一过程，缺少平衡感，动作协调能力差，有"感觉统和失调"现象。此外，剖宫产两年内再孕有子宫破裂的危险，避孕失败做人流时易发生子宫穿孔。

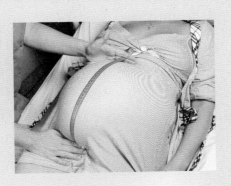

对分娩征兆的认识

在分娩开始前，常先出现一些预示临产的症状，孕妈妈及家人要对这些分娩先兆有一定的了解，才能在临产前做到不慌乱、不紧张，采取合理的措施。

临近分娩的征兆

不规律的宫缩。宫缩是指腹部阵阵无规则地发紧，宫缩没有规律，可能是1小时以上1次，也有可能10多分钟1次，而且每次持续的时间也不等，一般是几分钟到10多分钟。这是临产分娩征兆之一，与真正的产前有规律的宫缩不相同，这种现象在疲劳和兴奋时更容易出现。

尿频。尿频也是临近分娩征兆之一。

分泌物增多。为准备生产，子宫颈管张开，因此阴道分泌物增多，为透明的或是白色有黏性的分泌物。如果出现茶色带血的分泌物，就该住院准备了。

胎动减少。这是由于胎位已相对固定的缘故。但如持续12小时仍感觉不到胎动，应马上接受医生诊断。

以上这些征兆并非每个孕妈妈全都具备，会因人而异。即使出现这些征兆，也不要慌张，并不会马上分娩，所以要冷静对待。

即将分娩的征兆

出现规则的宫缩。当出现有规律的宫缩，即每隔10～15分钟1次，每次持续时间几十秒钟，即使卧床休息宫缩也不会消失，而且间隔时间逐渐缩短，持续时间渐渐延长，收缩的强度不断增强，这是临产的开始，应该立即去医院待产。

阵痛。周期性的子宫收缩就是阵痛。刚开始时是每半小时或一小时就会有15秒左右的腹部张力，然后间隔时间会越来越短，反复地加强规则的宫缩。到了10分钟1次规则阵痛时就是要开始分娩了。

见红。见红是指在分娩开始前24小时内阴道会排出一些血性黏液。当产妇"见红"时就表示24小时内即将临产。

破水。由于子宫收缩不断加强，子宫内的羊水压力增加，羊膜囊就会涨破，"胞浆水"就会流出，这时应该立即将孕妈妈送往医院。一般情况下，孕妈妈会在24小时内临产。

孕妈妈分娩心理保健

孕妈妈临近分娩时的心理反应

分娩对孕妈妈来讲是一件重大的应激事件，特别是初产妇，她们往往缺乏心理准备，对生产既感到神秘，又有些惧怕。有的孕妈妈往往有想象分娩时的疼痛，担心分娩不顺利，忧虑胎儿是否正常及胎儿的性别和长相是否理想等心理。

缓解临产前紧张情绪的方法

1.定期做好孕期保健、定期检查，确保宝宝的安全，消除担心。学习和练习分娩镇痛的呼吸和按摩方法。

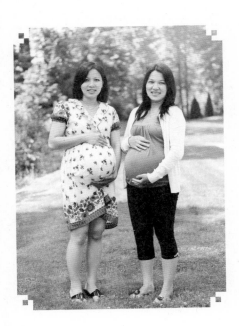

2.注意营养、休息，经常散散步、听听轻音乐，尽可能地放松自己，或看一些喜剧片，读一些高雅的书籍，不看恐怖影视、小说，以免增加额外的紧张感。

3.安排好分娩前的准备工作；协商好分娩过程中可能出现的问题的解决办法。

4.与社会多接触，尤其周围亲人，跟妈妈们交谈，咨询产科专家，获取分娩和育儿的感受和经验，以消除心中的疑问。安排好工作，处理好家庭、社会关系，消除各种矛盾，不将不良的情绪带到临产中。

减轻分娩疼痛的心理疗法

孕妈妈应增加分娩的信心，保持良好的情绪，从思想上消除对分娩的恐惧不安的心理障碍。保持平静的心情，想象生产顺利的情景，同时自我暗示："很快就能见到宝宝了。"参加孕妈妈学校的课程，了解生产的过程和引起疼痛的原因，有助于克服对分娩的恐惧心理。总之，要有冷静的态度，运用事先对分娩的过程的详细了解，做好配合助产人员的准备，这种心理状态能很好地帮助产妇克服产前的种种不适，也有利于产后的尽快恢复。

第40周

👣 分娩当天的饮食准备

● 分娩前的饮食准备

在分娩前，孕妈妈一定要重视饮食营养。正确的方法是尽量少食多餐，吃些容易消化、高热量、低脂肪的饮食，如稀饭、面条、牛奶、鸡蛋等，以增加体力。为利于分娩，还要注意补充足够的水分，多喝糖水或含铁元素多的稀汤，为分娩时失去过多的水分做准备。

孕妈妈在临产前要多补充些热量，以保证有足够的力量屏气用力，顺利分娩。很多营养学家和医生都推荐巧克力，认为它是"助产大力士"，并将它誉为"分娩佳食"。一是巧克力营养丰富，含有大量的优质糖分，能产生出大量的热能，供人体消耗，而且能在很短时间内被人体消化吸收和利用。二是巧克力体积小，发热多，而且香甜可口，吃起来也很方便。孕妈妈只要在临产前吃一两块巧克力，就能在分娩过程中得到所需热量。

● 分娩时的饮食须知

第一产程中，由于不需要孕妈妈用力，孕妈妈可尽可能多吃些东西，以备在第二产程时有力气分娩。所吃的食物应以糖类食物为主，因为它们在体内的供能速度快，在胃中停留时间比蛋白质和脂肪短，不会在宫缩紧张时引起孕妈妈的不适或恶心。食物应稀软、清淡、易消化的为主，如挂面、糖粥等。

第二产程中，由于孕妈妈需要不断用力，此时应进食高能量、易消化的食物，如牛奶、糖粥、巧克力等。还可适当喝点儿果汁或菜汤，以补充因出汗而失去的水分。如果实在无法进食时，也可通过输入葡萄糖、维生素来补充能量。

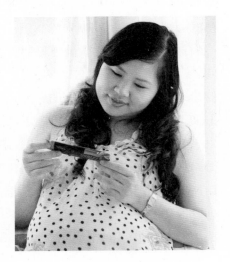

分娩中的注意事项

分娩时不宜大喊大叫

分娩的全过程分为三期，也称为三个产程。第一产程为宫口扩张期，是指从规律性的宫缩开始到宫口开全，第二产程为宝宝娩出期，指从宫口开全到胎儿娩出；第三产程为胎盘娩出期，是指宝宝娩出到胎盘排出的过程。

有的产妇在产程开始时就忍不住大喊大叫，这是非常有害的。因为产妇在分娩时大声喊叫既消耗体力，又会使肠管胀气，以致不能正常进食，随之脱水、呕吐、排尿困难等会接踵而来，产妇最后便会筋疲力尽，宫缩也逐渐变得不协调。应做好分娩中的自我调节，主动与医生配合，注意休息，按时进食和排尿，以利于产程的顺利进行。

丈夫是生产时的最佳陪护人

产妇生产时，最佳的陪护人应该是丈夫。现在越来越多的医院提供温馨的家庭式的分娩环境，鼓励丈夫陪伴分娩。

丈夫陪伴在妻子身边，可以帮助妻子克服紧张心理，丈夫温柔体贴的话语可以使妻子得到精神上的安慰，丈夫的鼓励和支持可以增强妻子顺利分娩的信心。

有其信任的配偶在场，产妇会感觉自己有了强大的支撑力。丈夫可以分担妻子的痛苦，也可以分享婴儿安全降生的快乐，这对于增进夫妻感情来说，也是至关重要的。

留住宝宝的第一次

人生有很多个第一次。新手爸妈可稍做准备，即可留住宝宝的第一次。用DV记录宝宝的出生：可准备一个 DV，宝宝出生后的每一时、每一刻，都是令人喜悦的。准爸爸可以用 DV 记录下宝宝出生后的一举一动。

手、脚印：新生儿的小手、小脚是最惹人怜爱的。建议新手爸妈用红色或紫色的印泥，印画出宝宝最可爱的小手印和小脚印。

胎毛：每个人一生之中只有一次机会可以将胎毛留下，建议新手爸妈将胎毛制成胎毛笔，留下永恒的回忆。

分娩时怎样配合医生

产妇分娩需要医生或助产人员帮忙，同时产妇也需要积极地配合才能使产程更顺利。产妇分娩大多数是采用半坐位，即产妇躺在产床上，头部稍高，脚蹬在产床上。这种体位有利于分娩时助产人员帮产妇保护会阴。

第一产程中如何配合医生

在第一产程中，宫口未开全，产妇用力是徒劳的，过早用力反而会使宫口肿胀、发紧，不易张开。此时产妇应做到如下几点。

1.保持思想放松、精神愉快。许多产妇由于缺乏对分娩的一般常识，当宫缩引起的疼痛加剧时，心里会很紧张，然而这种紧张的情绪会使食欲减退，引起疲劳、乏力，直接影响宫缩，影响产程进展。

2.保存体力，注意休息，适当活动。在阵痛间隙要保持安静，利用宫缩间隙好好休息，节省体力，切忌烦躁不安，消耗精力。

第二产程中如何配合医生

第二产程时间最短，但也是分娩的时期。宫口开全后，产妇要注意随着宫缩用力。宫缩间隙要休息，放松，喝点儿水，准备下次用力。当胎头即将娩出时，产妇要密切配合接生人员，不要再用力屏气，避免造成会阴严重裂伤。

第三产程中如何配合医生

在第三产程，产妇要保持情绪平稳。分娩结束后2小时内，产妇应卧床休息，此时可以喝些红糖水，少量进食，补充消耗的能量。一般产后不会马上排便，如果产妇感觉肛门坠胀，有排便感，要及时告诉医生，排除软产道血肿的可能。如有头晕、眼花或胸闷等症状，也要及时告诉医生，及早发现异常，并给予处理。

分娩出现意外怎么办

如何避免难产

难产，医学术语称作异常分娩，是指分娩时间长、出血过多、母体和胎儿有生命危险的情况。顺产和难产在一定条件下也可以互相转化，如果顺产处理不当，可以变为难产；反之，难产处理及时，也可能变为顺产。避免难产应做到如下两点。

1.定期接受产前检查，对于妊娠贫血、高血压、胎儿体重异常、胎位不正等妊娠异常情况，可治疗纠正者应及时处理，避免成为影响分娩正常进行的潜在异常因素。

2.分娩是一项耗时耗体力的劳动，既需要良好的机体状况，也少不了对分娩过程有足够的了解、充分的心理准备作为基础。孕妈妈应了解和掌握一些有助产程进展、缓解分娩阵痛的技巧。产妇对分娩的了解越多，准备越充分，信心越足，分娩成功的可能性就越大。

脐带绕颈怎么办

脐带绕颈是产科常见的并发症。脐带绕颈的发生与脐带长度有关，脐带长者发生绕颈的机会多，脐带越长绕颈的周数也越多，脐带

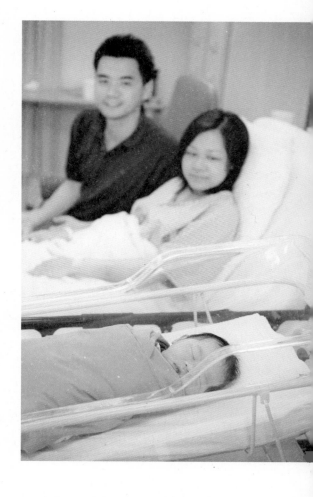

短于30厘米者不会发生绕颈。绝大部分脐带绕颈在妊娠期不会对胎儿产生大的危害，所以没有必要过于担心，只要监测胎动和按时进行产前检查就可以了。如果胎动突然特别频繁或胎动明显减少（12小时胎动少于15次，或较以往减少

50%），甚至不动，要及时到医院就诊。虽说脐带绕颈在妊娠时对胎儿没有太大的危害，但分娩时可能会引起胎头衔接困难、下降缓慢、胎儿缺氧等情况，所以有脐带绕颈的产妇，在分娩时要加强监护，只有及时发现异常，及时正确处理，才不会造成不良后果。

胎膜破后怎么办

临产后胎膜破裂属正常，多数自然破膜发生在第一产程末宫颈口近开全时。如果临产前就发生了胎膜破裂，应立即去医院。

临产初破膜，如胎头先露尚未衔接或为臀位，这时需要产妇卧床，以免脐带脱垂受压，危及胎儿生命。胎头先露者，破膜时流出的羊水性状可反映胎儿在宫内有无缺氧情况，所以你感到有液体自阴道流出，应告诉医生，医生会通过观察来确定是否破膜了，并检查流出的羊水性状。有时在产程中为了了解胎儿在宫内的情况或刺激宫缩，加速产程进展，医生会经阴道进行人工破膜。

产后出血的预防

在胎儿娩出后24小时内，阴道出血量达到或超过500毫升者，称为产后出血。产后出血是引起产妇死亡的重要原因之一，也是产科常见而又严重的并发症之一，发生率占分娩总数的1%～2%。因此必须积极防治产后出血。

应注意孕妇的一般健康情况，如有无贫血、血压系统疾病或其他异常情况，如发现异常应及时纠正。对有可能发生产后出血的孕妇，如多胎妊娠、羊水过多、妊高征或以往有产后出血史者均应做系统产前检查，并应住院分娩。分娩前检查血型及血Rh因子，做好输血准备。

临产期注意饮食和睡眠，消除产妇思想顾虑，防止产程延长，避免消耗体力。第二产程中应指导产妇适时运用腹压以自然娩出胎儿。分娩时不可用力牵拉胎儿，避免软产道损伤及妨碍子宫的正常收缩，适时进行会阴切开以免发生重度会阴裂伤引起出血，对于有出血可能的产妇，应于胎儿前肩娩出后，立即静脉或肌肉注射宫缩剂以促进宫缩减少出血量。